校企合作医药卫生类专业精品教材

妇产科学实训及学习指导

主　编　李燕敏

副主编　王　列

教·学
资　源

江苏大学出版社
JIANGSU UNIVERSITY PRESS
镇　江

内容提要

本书的主要内容包括妇产科学实训指导及妇产科学学习指导。实训指导部分包括产科腹部检查、骨盆外测量、枕左前位的分娩机制及参观待产室和产房、产科肛门及阴道检查、产程图的绘制、胎儿电子监护、正常分娩助产、妇科检查、宫颈脱落细胞检查、诊断性刮宫、阴道后穹隆穿刺、宫内节育器放置和取出术、人工流产负压吸宫术，共十三个实训项目。学习指导部分包括绪论、女性生殖系统解剖与生理、妊娠生理、妊娠诊断、产前检查、妊娠时限异常、妊娠期并发症、妊娠期合并症、胎儿发育异常及死胎、正常分娩、异常分娩、分娩期并发症、正常产褥、异常产褥、高危妊娠的监测、妇科病史及检查、女性生殖系统炎症、外阴上皮非瘤样病变、女性生殖器肿瘤、妊娠滋养细胞疾病、子宫内膜异位症与子宫腺肌病、月经失调、盆底功能障碍性疾病、女性生殖器官发育异常、不孕症与人类辅助生殖技术、计划生育、妇女保健、妇产科常用手术，共二十八章。该部分中，每章内容包括基本要求、习题和参考答案。

本书实用性和知识性强，可供临床医学专业学生使用，也可供参加执业助理医师资格考试和自学考试等相关人员使用。

图书在版编目（CIP）数据

妇产科学实训及学习指导 / 李燕敏主编. -- 镇江 :
江苏大学出版社, 2015.12（2023.6 重印）
ISBN 978-7-5684-0130-2

Ⅰ. ①妇… Ⅱ. ①李… Ⅲ. ①妇产科学 Ⅳ. ①R71

中国版本图书馆 CIP 数据核字(2015)第 314483 号

妇产科学实训及学习指导
Fuchan Kexue Shixun Ji Xuexi Zhidao

主　　编 / 李燕敏
责任编辑 / 仲　蕙
出版发行 / 江苏大学出版社
地　　址 / 江苏省镇江市京口区学府路 301 号（邮编：212013）
电　　话 / 0511-84446464（传真）
网　　址 / http://press.ujs.edu.cn
排　　版 / 三河市祥达印刷包装有限公司
印　　刷 / 三河市祥达印刷包装有限公司
开　　本 / 787 mm×1 092 mm　1/16
印　　张 / 16
字　　数 / 360 千字
版　　次 / 2015 年 12 月第 1 版
印　　次 / 2023 年 6 月第 3 次印刷
书　　号 / ISBN 978-7-5684-0130-2
定　　价 / 43.00 元

如有印装质量问题请与本社营销部联系（电话：0511-84440882）

前言

为达到高等职业教育培养动手能力强的技能型人才的目标，适应国家执业助理医师资格考试的需要，我们经过反复讨论、修改，编写了这本《妇产科学实训及学习指导》。本书以三年制临床医学专业妇产科学课程标准为依据，以人民卫生出版社出版的全国高职高专院校教材《妇产科学》（第 7 版）为基础，突出知识性、系统性和实用性，着重培养学生的动手能力、知识应用能力及综合分析能力。

全书分为实训指导和学习指导两部分。第一部分为实训指导，介绍了妇产科临床常用的基本操作技能，共十三个实训项目。我们在编写过程中充分考虑了高等职业院校学生的文化基础和认知特点，在实训操作讲解上力求具体、易懂，方便学生的理解和操作，较为全面、系统地介绍了实训目的、操作前准备、操作步骤、操作后处理及注意事项，方便教师课堂教学，有助于培养学生的动手操作能力。同时，部分实训设有“情景案例”，使其更加贴近临床实际，为学生将来的临床工作打下坚实的基础。

第二部分为学习指导，共二十八章，每章包括基本要求、习题和参考答案。其中，基本要求包括学习目标和重、难点，有助于学生全面、系统地梳理所学知识，归纳、总结重点内容。习题内容紧扣国家执业助理医师资格考试大纲，突出知识点，注重理论与临床实践相结合，形式上包括 A1/A2 型题、A3/A4 型题、B 型题和案例分析题，并附有参考答案。学生可通过练习，更好地理解和掌握妇产科学的知识，及时巩固，便于记忆，培养独立思考、解决临床问题的能力。

为学习贯彻党的二十大精神，提升课程铸魂育人效果，本书专门在扉页“教·学资源”二维码中设计了相应栏目，以引导学生践行社会主义核心价值观，涵养学生奋斗精神、敬业精神、奉献精神、创新精神、工匠精神、法制精神、绿色环保意识等。

本书由李燕敏担任主编，王列担任副主编，刘佳、魏娟、罗华丽、杨贻然、肖琳、桂定清、石菡、张静、张保伦、闫敏、潘远翠、郑玲参编。由于编者水平有限，书中难免存在疏漏与不当之处，敬请广大读者批评指正。

本书编委会

主　编　李燕敏（达州职业技术学院）

副主编　王　列（达州职业技术学院）

参　编　刘　佳（达州职业技术学院）

魏　娟（达州职业技术学院）

罗华丽（达州职业技术学院）

杨贻然（达州市中西医结合医院）

肖　琳（达州市中西医结合医院）

桂定清（达州市中心医院）

石　菡（达州职业技术学院）

张　静（达州职业技术学院）

张保伦（达州职业技术学院）

闫　敏（达州职业技术学院）

潘远翠（达州职业技术学院）

郑　玲（达州职业技术学院）

目　　录

第一部分　实训指导

第二部分　学习指导

第一部分　实训指导

实训一　产科腹部检查

【实训目的】

1．能熟练进行20周后孕妇的腹部四步触诊检查，以判断胎产式、胎先露、胎方位及胎先露是否衔接。

2．会用听诊器、超声多普勒胎心听诊仪听取胎心音。

3．学会与孕妇沟通，关心、体贴孕妇，并能为孕妇进行孕期健康指导。

情景案例

刘女士，27岁，孕1产0，宫内妊娠36周，来医院行定期产前检查。诊断：第一胎宫内妊娠36周、单活胎未临产。请为其进行腹部检查。

【操作前准备】

1．用物准备　检查床、骨盆及胎儿模型、孕妇腹部触诊模型、软尺、木质胎心听筒、超声多普勒胎心听诊仪、医用超声耦合剂、孕产妇保健手册等。

2．孕妇准备　排空膀胱，取仰卧位，暴露腹部，两腿略屈稍分开。

3．医师准备　穿白大褂，戴口罩和帽子，洗手（寒冷季节应先预热双手），站于孕妇右侧。

【操作步骤】

一、医患沟通

1．面带微笑，语气亲切，向孕妇问好，并做自我介绍。

2．核对孕妇姓名、年龄，询问末次月经，核对孕周，推算预产期。

3．向孕妇解释检查目的、要求及如何配合，告知孕妇检查前需要排空膀胱。

二、模型演示

1．胎产式

（1）纵产式：头先露、臀先露

（2）横产式：肩先露

2．胎先露

（1）头先露：枕先露、顶先露、额先露、面先露

（2）臀先露：完全臀先露、单臀先露、膝先露、足先露

（3）肩先露

3．胎方位

（1）头先露的 6 种胎方位

（2）臀先露的 6 种胎方位

（3）肩先露的 4 种胎方位

三、腹部检查

嘱孕妇排尿后仰卧于检查床上，头部稍垫高，暴露腹部并放松，双腿略屈曲分开，双上肢平放于身体两侧。检查者立于检查床右侧。

1．视诊

观察腹部外形、大小，观察有无妊娠纹、手术瘢痕、水肿。

2．测量宫高、腹围

检查者先准确触及子宫底部，嘱孕妇双腿伸直。右手持软尺零端置于耻骨联合上缘中点，左手将软尺经脐沿腹部弧度向上拉开，软尺紧贴腹部到达子宫底部（或左手持软尺零端置于子宫底部，右手将软尺经脐紧贴腹部沿腹部弧度向下拉至耻骨联合上缘中点），测得的弧形长度即宫高。再用软尺测量经脐中央绕腹部一周或下腹部最膨隆处的周径长度，即腹围。

3．腹部四步触诊

检查者前 3 步面向孕妇头侧进行检查，第 4 步面向孕妇足端检查。

第 1 步：在宫底稍下处，用双手指腹相对交替轻推，分辨占据宫底的是胎儿的哪一部分。如为胎头，则圆而硬，有浮球感；如为胎臀，则软而宽，且形状不规则。若在宫底部未触及大的部分，则可能是横产式。

第 2 步：两手分别平放在孕妇腹部左右两侧，一手固定，另一手轻轻向对侧深按检查，两手交替，从上至下仔细分辨位于孕妇腹部两侧的分别是胎儿的哪一部分。平坦饱满者为胎背，并确定胎背向前、后或侧方。高低不平、可变形的是胎儿肢体，若感到胎儿肢体活动，则更易判断。同时可感觉羊水量的多少。

第 3 步：右手放于耻骨联合上方，拇指与其余四指分开，轻轻深触并握住先露部，感觉先露部是胎头还是胎臀。左右轻轻推动胎先露，若不能被推动，则已衔接；若浮动，则未衔接。

第 4 步：检查者面向孕妇足端，双手分别置于胎先露两侧，轻轻向骨盆入口方向向下深按，进一步核实先露是什么，确定先露的衔接情况。

4．听诊

（1）木质胎心听筒听取胎心音的方法：孕妇两腿放平伸直，检查者将胎心听筒放在孕妇腹壁靠近胎背处胎心音最清楚的部位听诊，并计数 1 分钟胎心次数。24 周后不同胎位听诊胎心音最清楚的位置也不同，借此可判断胎位。

（2）超声多普勒胎心听诊仪听取胎心音：超声探头的表面涂上适量的耦合剂，把音量开关调节到适度音量位置。将超声探头垂直放在孕妇的腹部并紧贴腹壁，慢慢移动超声探头，直至能清楚听到有节奏的胎心音为止。此时液晶显示屏上立即显示其胎心率。

【操作后处理】

1. 协助孕妇整理衣裤，扶其坐起，整理床铺。用物归位，清洗双手。

2. 告知胎儿大小及胎方位是否正常，胎儿是否入盆。

3. 若有异常，告知孕妇注意事项。

【注意事项】

1. 关爱孕妇，检查时动作轻柔，注意保暖。

2. 注意遮挡，保护孕妇隐私。

【实训报告】

1. 填写检查记录。

2. 简述腹部四步触诊的步骤及方法。

实训二　骨盆外测量

【实训目的】

1. 能熟练进行骨盆外测量，并能根据所测值分析骨产道的三个平面。

2. 学会与孕妇沟通，关心、体贴孕妇，并能为孕妇进行孕期健康指导。

情景案例

> 张女士，27岁，宫内孕36周来院定期产前检查。诊断：第一胎宫内妊娠36周、LOA、活胎未临产。请为其进行骨盆外测量。

【操作前准备】

1. 用物准备　诊断床、骨盆外测量器。

2. 孕妇准备　排空膀胱，松解裤带，取仰卧位于检查床垫单上，暴露腹部，屏风遮挡。

3. 医师准备　穿白大褂，戴口罩和帽子，洗手（寒冷季节应先预热双手），站立于孕妇右侧。

【操作步骤】

一、医患沟通

1. 面带微笑，语气亲切，向孕妇问好，并做自我介绍。

2. 向孕妇解释检查目的、要求及如何配合，告知孕妇检查前需要排空膀胱。

二、骨盆外测量

检查者站在孕妇右侧，面向孕妇头部，进行骨盆外测量。

（1）髂棘间径（IS）：孕妇取伸腿仰卧位，测量两髂前上棘外缘的距离，正常值为23～26 cm。

（2）髂嵴间径（IC）：孕妇取伸腿仰卧位，测量两髂嵴外缘最宽的距离，正常值为25～28 cm。

（3）骶耻外径（EC）：孕妇取左侧卧位，左腿屈曲，右腿伸直，测量第 5 腰椎棘突下至耻骨联合上缘中点的距离，正常值为 18～20 cm。第 5 腰椎棘突下相当于髂嵴后连线中点下 1.5 cm 处，即米氏菱形窝的上角。

（4）坐骨结节间径或称出口横径（TO）：孕妇取仰卧位，两腿屈曲，双手紧抱双膝，使膝关节和髋关节全屈。用测量器检查两坐骨结节内侧缘的距离，正常值为 8.5～9.5 cm，也可用检查者的拳头测量，若能容纳成人手拳，则大于 8.5 cm，属正常。若＜8 cm 应加测出口后矢状径。

（5）出口后矢状径：指坐骨结节间径中点至骶骨尖端的长度。检查者戴手套，右手示指伸入孕妇肛门向骶骨方向，拇指置于孕妇体外骶尾部，两指共同找到骶骨尖端，用骨盆出口测量器一端放于坐骨结节间径中点，另一端置于骶骨尖端处，测量器标示出的数据即为出口后矢状径值，正常值为 8～9 cm。当坐骨结节间径值略小，但出口后矢状径值不小，出口后矢状径与坐骨结节间径值之和＞15 cm 时，表明骨盆出口狭窄不明显。

（6）耻骨弓角度：用两拇指尖斜着对拢，置于耻骨联合下缘，两拇指平放于耻骨降支上。两拇指间的角度即为耻骨弓角度。正常值为 90°，小于 80° 为异常。

【操作后处理】

1. 协助孕妇整理衣裤，扶其坐起下床，整理床铺。用物归位，清洗双手。

2. 告知其骨盆大小，为其判断是否正常。

3. 若有异常，告知孕妇注意事项。

【注意事项】

1. 关爱孕妇，检查时动作轻柔，冬天检查时注意保暖。

2. 检查时孕妇体位要正确，检查者持器姿势准确，各径线取点要正确、规范。

3. 注意遮挡，保护孕妇隐私。

4. 当测量数值不在正常范围时应重复测量。

【实训报告】

1. 记录骨盆外测量各径线数值的检查结果，并判断骨盆大小是否正常。

2. 简述骨盆外测量的操作方法。

实训三　枕左前位的分娩机制　参观待产室、产房

【实训目的】

1. 理解枕左前位分娩机制。

2. 熟悉待产室、产房设置。

【实训准备】

1. 用物准备　分娩机制模型、骨盆及胎儿模型，模拟待产室、产房。

2. 医师准备　穿白大褂，戴口罩和帽子。

【实训内容】

一、模型演示枕左前位分娩机制

1. 观察分娩机制模型。

2. 用骨盆及胎儿模型演示枕左前位分娩机制：衔接、下降、俯屈、内旋转、仰伸、复位与外旋转、胎儿娩出。

二、参观待产室及产房的设置

1. 待产室

待产室应与产房相连，安静舒适，富有家庭气氛。配备待产床数张，床之间留有足够距离，便于推车通过。室内可设置有关母乳喂养及计划生育知识的宣传图片。室内应备有体重计、血压计、听诊器、多普勒胎心诊断仪、胎心听诊器、胎心监护仪、外阴冲洗消毒设备、骨盆测量器、软尺、肛查盘（内有清洁的手套、润滑剂）、备皮盘和输液支架等。待产室旁有厕所及污物间。

2. 产房

产房应宽敞、空气流通，周围环境清洁安静，与手术室、产科病房、母婴同室等相邻近，为相对独立的区域。产房应备有充足的照明、空调、氧气装置、急救车、新生儿急救台等。

（1）产床：产床上放置床垫，上包防水布后罩上棉布床单。

（2）产包：用双层布包裹。内有大单 1 块、消毒巾 5 块、腿套 2 只、接生衣 1 件、脐带卷 1 份、纱布数块、止血钳 2～3 把、脐带剪 1 把、换药碗 1 只和弯盘 1 只。

（3）器械：产房内应备有助产及缝合器械，如产钳、胎头吸引器、阴道拉钩、剪刀、针（三角针、圆针）、有齿及无齿镊等。

（4）急救用品：无菌输液、输血用具，各种注射器及针头，氧气装置，新生儿吸痰管，气管插管，开口器，拉舌钳，沙袋等。

（5）药品：缩宫素、麦角新碱、葡萄糖溶液、葡萄糖盐溶液、低分子右旋糖酐、氯丙嗪、哌替啶、25%硫酸镁、10%葡萄糖酸钙、西地兰、维生素C、维生素K_1、氨茶碱等。

（6）消毒用品：刷手用品、剃毛刀、肥皂水、棉球、会阴冲洗壶、冲洗消毒液、75%酒精、2.5%碘酒、指甲剪等。

实训四　产科肛门及阴道检查

【实训目的】

1．学会临产后肛门及阴道检查的方法，以了解宫颈软硬、薄厚、扩张程度、是否破膜，骨盆腔大小，胎方位及胎先露下降程度。

2．学会与产妇沟通，关心、体贴产妇，并能提供有效的产时指导。

情景案例

> 王女士，28岁，孕1产0，妊娠40周，阵发性腹痛4小时入院。诊断：第一胎宫内足月妊娠、自然临产、胎心正常。请为其进行肛查，如肛查不清，请进行阴道检查。

【操作前准备】

1．用物准备　一次性臀垫、消毒纸、润滑剂、消毒棉球、无菌手套。

2．产妇准备　排空膀胱，松解裤带，取仰卧位，暴露会阴。

3．医师准备　穿白大褂，戴口罩和帽子，洗手。站于产妇右侧，告知产妇检查目的，取得其配合。

【操作步骤】

一、医患沟通

1．面带微笑，语气亲切，向产妇问好，并做自我介绍。

2．核对产妇姓名、年龄及床号。

3．向产妇解释检查目的、要求及如何配合。告知产妇检查时可能会出现的不适，以取得产妇的配合。嘱检查前需要排空膀胱。

二、肛查及阴道检查

让产妇排尿后取屈膝仰卧位，医务人员站在产妇右侧检查，协助产妇脱去一条裤腿，暴露外阴及肛门，两腿尽量分开，臀下垫一次性臀垫。

1．肛查

（1）用消毒纸遮盖阴道口以免粪便污染。

（2）检查者右手戴手套，示指蘸润滑剂，指腹于产妇肛门处轻压，嘱产妇哈气、做排便动作放松肛门，然后示指轻轻伸入直肠内（拇指伸直，其余手指屈曲以利于示指深入）。

（3）了解骨盆：示指向后触及尾骨尖端，了解尾骨活动度、骶尾骨弯曲度，再向两侧摸清坐骨棘是否突出，估计坐骨棘间径，并确定胎先露高低。

（4）了解宫颈：用示指指腹探查子宫颈口，检查宫颈管消退状况，宫颈软硬度、厚薄，有无水肿。摸清宫颈四周边缘，估计宫颈口直径及宫口扩张程度。宫口接近开全时，仅能摸到一窄边；宫口开全时，则摸不到宫颈边缘。

（5）了解胎先露：若触及圆而硬且表面光滑的胎头，还能触及颅缝、囟门位置，协助确定胎位；若为臀先露，可触及宽而软的臀或不规则的先露，可能是胎足、手或复合先露。根据胎先露与坐骨棘水平的关系确定胎先露下降程度。

（6）了解胎膜：确认胎膜是否破裂，若为头先露，未破膜者，在先露部前方可触及有弹性的前羊膜囊。已破膜者，可直接触及胎先露，推动先露可见羊水流出。

2．阴道检查

若肛查胎先露、宫口扩张及胎头下降程度不清；疑有脐带先露或脐带脱垂；轻度头盆不称，经试产4～6小时产程进展缓慢者，可进一步进行阴道检查。

（1）外阴消毒（顺序消毒两侧大小阴唇、肛周2遍）。

（2）右手戴无菌手套，拇指及无名指分开两侧大、小阴唇，示指及中指并拢缓慢轻柔进入阴道内，注意避免碰及肛周。

（3）用指端掌侧探查子宫颈口，扪清宫颈边缘，估计宫颈管消退和宫口扩张状况。摸清先露部为胎头或是胎臀，如为胎头，在宫颈扩张较大时触清矢状缝及囟门确定胎位（矢状缝和囟门是确定胎位的重要标志），并判定胎先露下降程度。注意先露部周围有无血管波动。

3．肛查及阴道检查过程中的触诊特点

（1）当宫口近开全时，摸到一个窄边；当宫口开全后，则摸不到宫口边缘。

（2）胎膜未破者在胎头前方可触及前羊水囊，有弹性；胎膜已破者能直接触及胎头。

（3）触及有搏动的索状物，考虑为脐带先露或脐带脱垂，需及时处理。

（4）枕后位：盆腔后部空虚，若胎头矢状缝位于母体骨盆右斜径上，前囟在母体骨盆左前方，后囟（枕部）在母体骨盆右后方，则为枕右后位；反之为枕左后位。

（5）枕横位：胎头矢状缝位于骨盆横径上，后囟在骨盆正右侧方，则为枕右横位；

反之为枕左横位。

（6）胎头高直位：胎头矢状缝与骨盆入口前后径一致，后囟在耻骨联合后，前囟在骶骨前，为胎头高直前位；反之为胎头高直后位。

（7）面先露：如触到高低不平、软硬不均的颜面部，为面先露。

（8）臀先露：① 触及软而不规则的胎臀或触到胎足、胎膝，为臀先露。② 臀先露时，胎儿胎臀及面部鉴别：若为胎臀，可触及肛门与两坐骨结节位于一条直线上，手指放入肛门内有环状括约肌收缩感，取出手指可见有胎粪；若为颜面，口与两颧骨突出点呈三角形，手指放入口内可触及齿龈和弓状的下颌骨。③ 臀先露时，胎足与胎手鉴别：胎足趾短而平齐，且有足跟；胎手指长，指端不平齐。

（9）肩先露：肛查不易触及胎先露部，胎膜已破、宫口已扩张者，阴道检查可触到肩胛骨或肩峰、肋骨及腋窝。若腋窝尖端指向胎儿肩部及头端位置，可决定胎头在母体左或右侧；若肩胛骨朝向母体前或后方，可决定肩前位或肩后位。例如胎头在母体右侧，肩胛骨朝向后方，则为肩右后位。若胎手已脱出于阴道口外，可用握手法鉴别胎儿左手或右手，检查者只能与胎儿同侧的手相握。例如，肩右前位时左手脱出，检查者用左手与胎儿左手相握，余类推。

（10）复合先露：能触及胎儿先露部旁有肢体。

（11）当出现胎头水肿、颅骨重叠、囟门触不清时，需行阴道检查，借助胎儿耳廓和耳屏的位置及方向判定胎位。若耳廓朝向骨盆后方，诊断为枕后位；若耳廓朝向骨盆侧方，诊断为枕横位。

【操作后处理】

1. 协助产妇整理好衣物，盖好被子。
2. 告知产妇骨盆、宫颈扩张及胎儿情况是否正常。
3. 若有异常，告知产妇并做好处理准备。

【注意事项】

1. 关爱产妇，注意保暖、遮挡。
2. 检查时体位及手法要正确，动作轻柔。
3. 注意保护产妇隐私。

【实训报告】

1. 简述产程的划分及观察内容。
2. 简述产时肛门检查的内容。
3. 简述产时阴道检查的指征及检查内容。

实训五　产程图的绘制

【实训目的】

1．学会描记宫颈口扩张和胎先露下降曲线，判断产程进展。

2．学会与产妇沟通，关心、体贴产妇。

情景案例

陈女士，26岁，孕1产0，妊娠40周，阵发性腹痛5小时入院。诊断：第一胎宫内足月妊娠自然临产。请行肛查或阴道检查后，将宫颈口扩张和胎先露下降情况描记在产程图上。

【操作前准备】

1．用物准备　红蓝铅笔、铅笔、钢笔、橡皮、格尺、产程图表。

2．医师准备　穿白大褂，戴口罩和帽子，站于产妇右侧，与产妇交流，详细询问产妇规律宫缩开始的时间。

【操作步骤】

1．潜伏期每4小时检查一次，活跃期每2小时检查一次。将每次检查的结果记录在产程图上。

2．产程图横坐标为临产时间，左侧纵坐标为宫口扩张程度，右侧纵坐标为胎头下降程度。宫口扩张曲线由左向右，自下而上用红笔绘制“○”；胎头下降曲线由左向右，自上而下用蓝笔绘制“×”。两条曲线于产程中相伴至胎儿娩出。

3．以宫口开大3 cm为一点，预计4小时宫口开全为第二个点，将这两点连成一条直线，称为警戒线。与警戒线间隔4小时再划一条与之平行的直线，称为处理线。

4．产程进入警戒线内，需查找原因。产程进入处理线后，须立即查找原因，尽快结束分娩。

【操作后处理】

1．告知产妇产程进展情况是否正常。

2．若有异常，要委婉告知，并做好处理准备。

3．洗手，整理用物。

【注意事项】

1．关爱产妇，注意产妇心理变化。

2．认真描记，防止遗漏。

3．及时发现问题，及时处理，减少不必要的干预。

【实训报告】

1．解释产程图、第一产程的潜伏期和活跃期，说出正常分娩宫颈扩张及胎头下降的规律。

2．王女士，妊娠 39^{+4} 周规律宫缩 3 小时入院。入院时阴道检查：宫口扩张 1 cm，头先露，先露位于 S^{-3}；经过 4 小时，阴道检查：宫口扩张 4 cm，先露位于 S^{-1}；又经过 2 小时，阴道检查：宫口扩张 6 cm，先露位于 S^{+1}；又经过 2 小时，阴道检查：宫口扩张 10 cm，先露位于 S^{+3}；1 小时后顺利分娩一女婴。请绘制出该产妇分娩的产程图。

实训六　胎儿电子监护

【实训目的】

1．学会观察孕晚期胎心率的连续性变化及胎动后胎心率的变化。

2．学会分析临产后宫缩与胎心的变化关系。

3．学会关心、体贴孕产妇，并能预测胎儿的安危情况。

情景案例

> 王女士，26 岁，孕 1 产 0，宫内妊娠 37 周，产科门诊常规检查未发现异常，请为其进行胎儿电子监护。

【操作前准备】

1．用物准备　检查床、胎儿电子监护仪、耦合剂、卫生纸。

2．孕妇准备　排空膀胱，解开裤带，露出腹部，取仰卧偏于左侧位。

3．医师准备　穿白大褂，戴口罩和帽子，洗手。站于孕妇右侧，与孕妇交流，告知其胎儿电子监护的意义，取得其配合。

【操作步骤】

1．行四步触诊，辨明胎先露、胎方位，听诊胎心，确定胎心音最强、最清晰的部位。

2．接通电源，打开监护仪开关，将涂有耦合剂的胎心探头置于胎心音最响亮的部位，固定于产妇腹壁上。将胎动机钮交于孕妇，嘱其感到胎动时立即按下机钮。

3．打开描记开关，观察胎心率基线、基线变异、胎动时胎心率的变化，有宫缩者尚应注意观察宫缩时胎心率的变化。

4．常规监测时间是 20 分钟，如 20 分钟内无胎动，再延长 20 分钟监测时间。

5．填写监护结果，收藏监护资料备日后分析查用。

【操作后处理】

1．监测完毕，取下监护探头，擦净孕妇腹部。

2．扶孕妇坐起下床，告知其胎心率变化是否正常，并对其指导。

3．取下监护记录纸，填写日期、时间、床号、姓名。

4．关闭监护仪电源，整理、清洁监护仪器。

5．洗手，记录。

【注意事项】

1．产前监护通常于≥34 周开始，高危妊娠酌情提前，住院的孕妇入院后即应开始。

2．胎心率曲线记录混乱，或时好时坏，大多是因为将探头放在了胎儿腹侧，应进行调整。

3．宫缩时记录混乱或间断，是因胎儿宫缩时下移，为避免这种情况，应将探头比无宫缩时稍向下移动 1～2 cm。

【实训报告】

1．简述早期减速、晚期减速、变异减速的概念及临床意义。

2．叙述 NST 与 OCT 的临床意义。

实训七　正常分娩助产

【实训目的】

1．学会正常分娩接生及新生儿处理。

2．学会与产妇沟通，关心、体贴产妇。

情景案例

刘女士，27 岁，孕 1 产 0，妊娠 40 周，阵发性腹痛 10 小时入院。诊断：第一胎，宫内足月妊娠，自然临产。LOA、先露 S^{+3}，宫口开全，已破膜。请进行正常分娩接产及新生儿处理。

【操作前准备】

1．用物准备

（1）消毒用物：消毒钳 2 把，无菌碗，温肥皂水，温开水，冲洗壶，0.1%苯扎溴铵溶液或 0.5%活力碘，无菌女用便盆，无菌巾，消毒纱布、棉球若干。

（2）高压灭菌器械包：弯盘 1 个，止血钳 3 把，侧切剪、脐带剪及线剪各 1 把，有齿镊、无齿镊各 1 把，持针器 1 把，圆针，三角针。要求用物准备齐全，同时按规范要求打好高压灭菌器械包。

（3）新生儿用物：新生儿模型，脐带结扎线 2 根或气门芯胶圈 1～2 个，脐带卷 1 个，消毒纱布、棉签若干，2.5%碘酒及 75%酒精或 20%高锰酸钾，0.25%氯霉素眼药水，测量尺，听诊器，新生儿手圈及记录牌，新生儿吸氮管，新生儿衣物，包被，新生儿抢救台。

（4）其他用物：分娩床、产妇分娩模型、布娃娃、一次性纸型产包 1 个、无菌手术衣 1～2 件、消毒手套 1～2 双、无菌肠线、无菌丝线、有尾纱布 1 块、消毒纱布、棉签、棉球若干。

2．产妇准备　排空膀胱，脱掉一边裤腿，取膀胱截石位、暴露外阴部。

3．医师准备　穿白大褂，戴口罩和帽子，洗手，检查无菌物品名称及灭菌日期。穿无菌衣，消毒会阴，打开产包。站于产妇右侧，与产妇交流，取得其配合。

【操作步骤】

1．密切观察产程、监测胎心

① 产程中必须定时连续观察宫缩强度、持续时间、规律性及间歇时间，并及时记录。一手手掌放于产妇腹壁上，可感觉到宫缩时宫体部隆起变硬，间歇期松弛变软。② 用听诊器于宫缩间歇期听胎心音，每 5～10 分钟听 1 次，也可用胎心监护仪连续监护。

2．外阴冲洗、消毒

初产妇宫口开全，经产妇宫口扩张 4 cm 且宫缩规则有力时，应将产妇送至产房，做好接生准备。嘱产妇仰卧于产床上，两腿屈曲分开露出外阴部，臀下放便盆，用消毒纱布蘸肥皂水擦洗外阴部，顺序是大阴唇、小阴唇、阴阜、大腿内侧上 1/3、会阴及肛周。然后用消毒干纱球盖住阴道口，用温开水冲去肥皂水，取下阴道口的纱球。最后用 0.5%活力碘由内向外消毒，用消毒干纱球按以上顺序擦干外阴部，取出臀下的便盆，铺无菌巾于臀下。

3．接生准备

接生者以无菌操作常规洗手后，穿手术衣，戴无菌手套。助手协助打开产包，铺好无菌巾，准备接生。

打开产包、铺无菌巾的方法：接产者位于产妇右侧，先将产包内大单两角展开，平铺在产妇臀下，大单上缘直达产妇腰部（注意保护好双手，避免污染）。助手将产妇右腿抬起，接产者先套右腿套，再套左腿套，最后铺无菌治疗巾 4 块，顺序为下、上、对侧、近侧，用布巾钳固定，亦可直接铺洞巾 1 块，暴露外阴部。

4. 指导产妇屏气用力

宫口开全后，指导产妇正确屏气用力，增加腹压促使产程加快。让产妇双手紧握产床上的把手，双足蹬在产床上，宫缩时先深吸气屏住，然后如解大便样向下用力屏气以增加腹压。间歇期则让产妇全身肌肉放松并休息。宫缩再现时，再做同样的屏气动作。

5. 接产

接生者站于产妇右侧，当胎头拨露使阴唇后联合紧张时，开始保护会阴。接生者右肘支在产床上，右手拇指与其余四指分开，用手掌大鱼际肌顶住会阴部。每当宫缩时，向内上方托压，同时左手轻压胎头枕部，协助胎头俯屈，使胎头缓慢下降。宫缩间歇时，右手稍放松，以免压迫过久引起会阴水肿。当胎头枕部在耻骨弓下露出时，应嘱产妇在宫缩时张口哈气，间歇时稍向下屏气，左手按分娩机制协助胎头仰伸，使胎头缓慢娩出。胎头娩出后，不要急于娩出胎肩，右手仍注意保护会阴，左手自鼻根向下颏挤压，挤出口鼻腔内的黏液和羊水。然后协助胎头复位和外旋转，将胎儿颈部向下轻压，使前肩自耻骨弓下娩出，继而上托胎颈，使后肩从会阴前缘缓慢娩出。胎肩娩出后，结束保护会阴，双手协助胎体及下肢以侧位娩出，记录胎儿娩出时间。胎儿娩出以后，在产妇臀下放一弯盘接血，以计算出血量。

6. 新生儿处理

（1）呼吸道清理：胎儿娩出后，用新生儿吸痰管及时清除其口鼻腔内的黏液和羊水，以免发生吸入性肺炎。如呼吸道黏液和羊水已吸净但仍未啼哭时，可用手轻拍新生儿足底，新生儿大声啼哭，表示呼吸道已通畅。

（2）阿普加评分（Apgar score）：新生儿阿普加评分法用于判断有无新生儿窒息及窒息的严重程度，以出生后 1 分钟时的心率、呼吸、肌张力、喉反射及皮肤颜色 5 项体征为依据，每项为 0～2 分，满分为 10 分（表 1-1）。8～10 分属正常新生儿；4～7 分属轻度窒息；0～3 分属重度窒息。

表 1-1 新生儿 Apgar 评分法

体征	得分		
	0 分	1 分	2 分
心率	无	＜100 次/分	≥100 次/分
呼吸	无	慢而不规则	规则、啼哭
肌张力	瘫软	四肢稍屈	活动好
喉反射	无反应	有些动作	哭声响亮
皮肤颜色	青紫、苍白	躯干红润，四肢青紫	全身红润

（3）脐带处理：用75%酒精消毒脐根周围，在距脐根部0.5 cm处用无菌粗棉线结扎第一道，再在第一道外0.5 cm处结扎第二道。结扎时注意适当用力，既要扎紧防止脐出血，又要避免用力过猛造成脐带断裂。在第二道结扎线外0.5 cm处剪断脐带，挤出残余血液，用碘酒消毒脐带断面。注意药液不可接触新生儿皮肤，以防皮肤灼伤。脐带断面干燥后，用无菌纱布包盖、固定好。目前还有用气门芯、脐带夹、血管钳等方法替代结扎。

（4）其他处理：① 让产妇观其新生儿性别和一般情况。② 擦净新生儿足底，打上新生儿足印及母亲拇指印于新生儿病历上。③ 新生儿全身体检：测体重、身长，注意有无畸形、损伤。④ 给新生儿穿上衣服、兜上尿片，并将写好新生儿性别、母亲姓名、床号的标签系在手腕上，包好包被。⑤ 将新生儿抱给母亲，进行第一次吸吮。

7．协助胎盘娩出

当确认胎盘已完全剥离后，于宫缩时让产妇向下屏气稍用腹压，左手拇指置于子宫前壁，其余四指放于子宫后壁，揉按宫底，同时右手轻拉脐带，协助胎盘娩出。当胎盘娩出至阴道口时，接生者用双手捧出胎盘，向一个方向旋转并向外牵拉，协助胎膜完全剥离。如胎膜排出过程中发生断裂，可用血管钳夹住断裂上段的胎膜，再继续向原方向旋转，直至胎膜完全排出。

8．检查胎盘胎膜

胎盘胎膜娩出后，将胎盘铺平，先检查胎盘母体面，用纱布把血块拭去，观察胎盘形状、颜色、有无钙化、梗死及小叶缺损等。然后将脐带提起，检查胎膜是否完整，再检查胎盘胎儿面边缘有无血管断裂，以便能够及时发现副胎盘。

9．检查软产道

胎盘娩出后，仔细检查会阴、小阴唇内侧、尿道口周围、阴道及宫颈有无撕裂。如有撕裂应立即缝合。缝合后消毒外阴，并敷以酒精纱布。

10．产后观察

产后应留产妇在产房观察2小时，注意观察子宫收缩、子宫底高度、膀胱充盈、阴道流血量、会阴阴道有无血肿等，并测量血压、脉搏。如阴道流血量不多，但子宫收缩不良，子宫底上升者，提示宫腔内有积血，应挤压子宫底排出积血，并给予子宫收缩剂，预防产后出血。如产妇自觉有肛门坠胀感，多提示有阴道后壁血肿，应行肛查，确诊后给予及时处理。

【操作后处理】

1．为产妇换上干净臀垫，穿上衣裤，注意保暖。

2．告知产妇分娩过程是否正常，新生儿是否健康。

3．若分娩过程有异常，告知产妇产后的注意事项。

4．将产妇送至休息室休养。

5．清理用物，洗手。

【注意事项】

1．注意观察产妇情绪变化，关爱、鼓励产妇自然分娩，冬天检查时注意保暖。

2．进行各项检查时，手法要正确，动作要轻柔。

【实训报告】

1．填写分娩记录单、新生儿记录单。

2．写出新生儿 Apgar 评分项目及评分标准。

3．详述接生准备。

实训八　妇科检查

【实训目的】

1．学会外阴检查、窥器检查、双合诊、三合诊及肛腹诊。

2．学会与患者沟通，取得患者的信任与配合。

情景案例

> 王女士，35 岁，已婚已育，因白带增多伴下腹不适 1 周来诊。请为其行妇科检查。

【操作前准备】

1．用物准备　诊断床、妇科检查模型、一次性臀垫、阴道窥器、无菌手套、生理盐水（或肥皂水、石蜡油）、污物桶、照明灯等。对器械严格消毒，并检查消毒日期。

2．患者准备　排空膀胱，然后脱一条裤腿，取膀胱截石位仰卧于检查床上。

3．医师准备　穿白大褂，戴口罩和帽子，洗手。站于患者两腿之间，告知检查目的及注意事项，取得其配合。

【操作步骤】

1．外阴检查

观察外阴发育，阴毛多少及分布，有无畸形、炎症、溃疡、赘生物及肿块。拇指和示指分开两侧小阴唇，暴露阴道前庭、尿道口、处女膜及阴道口，注意有无红肿、赘生物、尿道黏膜外翻及处女膜形态，有无损伤和畸形。嘱患者用力向下屏气，观察有无阴道前后壁膨出、子宫脱垂、尿失禁等。

2．阴道窥器检查

将阴道窥器两叶合拢，涂以润滑剂。检查者一手示指及拇指分开双侧小阴唇，暴露阴道口，另一手持窥器沿阴道侧后壁插入阴道，边推进边旋转缓慢张开两叶，充分暴露阴道壁、宫颈及穹窿部。观察阴道前后壁、侧壁及穹隆黏膜颜色、皱襞多少，是否有阴道隔或阴道畸形，查看阴道内分泌物量、性质、色泽，有无臭味；观察宫颈大小、颜色、外口形状，有无出血、肥大、糜烂样改变、撕裂、外翻、腺囊肿、息肉、赘生物，宫颈管内有无出血或分泌物。

3．双合诊

检查者一手戴手套，将中、示指伸入阴道，另一手在腹部配合检查，检查阴道、宫颈、宫体、输卵管、卵巢、子宫韧带、宫旁结缔组织及盆腔内壁有无异常。

4．三合诊

检查者一手示指放入阴道，中指放入直肠，另一手置于腹部，其余步骤和双合诊相同，扪清后倾或后屈子宫大小、子宫后壁、直肠子宫陷凹、宫骶韧带、盆腔后部及直肠的病变。

5．直肠-腹部诊

检查者一手示指伸入直肠，另一手在腹部配合检查，适用于无性生活史、阴道闭锁或有其他原因不宜行双合诊及三合诊的患者。

【操作后处理】

1．扶患者坐起下床。

2．告知患者检查结果及检查后可能引起的不适。

3．清洗器械，整理操作台，更换臀垫，洗手。

【注意事项】

1．嘱患者妇检前一天禁性生活，禁阴道内冲洗及塞药。

2．注意保护患者隐私，冬天检查时注意保暖。

3．未婚者、月经周期及阴道流血者勿做阴道内诊。

4．检查时要认真仔细，手法要正确，动作要轻柔。

【实训报告】

1．填写妇科检查记录、病理检查申请单。

2．简述各特殊检查后的注意事项。

实训九　宫颈脱落细胞检查

【实训目的】

1．学会宫颈脱落细胞检查的操作方法。

2．学会依据病理诊断报告，为患者解释筛检结果。

情景案例

张女士，32 岁，自述无不适症状，因上环时医生曾告知有宫颈糜烂，担心癌变，故来就诊要求防癌检查。其结婚年龄 28 岁，孕 2 产 2，末次分娩于 2 年前，产后 4 个月带环。请为其进行宫颈脱落细胞检查。

【操作前准备】

1．用物准备　宫颈取样器、载玻片、细胞保存液、阴道窥器 1 个、棉签、棉球等。

2．受检者准备　排空膀胱，取膀胱截石位，露出外阴。

3．医师准备　穿白大褂，戴口罩和帽子，洗手；站于受检者两腿之间，与其交流，告知检查目的，取得其配合。

【操作步骤】

1．宫颈刮片操作方法

操作者戴无菌手套，置入阴道窥器，打开阴道窥器暴露宫颈，如白带过多，可先用干棉球轻轻拭去白带，在宫颈外口鳞状上皮与柱状上皮交界处用木质刮片以宫颈口为圆心，轻轻环刮一周，取材后，薄而均匀地涂于玻片上，固定后送病理检查。

2．薄层液基细胞学（TCT）检查操作方法

使用专门的 TCT 采样器置于宫颈口采集宫颈脱落细胞，将刷子平行插入子宫颈内，使刷子中部刷毛轻轻深插入子宫颈管内，以便较短的刷毛能完全接触到外子宫颈，用手轻轻固定，轻柔地向前抵住采样器，然后将采样器向同一方向转 5～10 圈。慢慢取出采样器，置入装有细胞保存液的小瓶中进行漂洗。用全自动细胞检测仪将样本分散并过滤，以减少血液、黏液及炎症组织的残迹，然后使用薄层液基细胞学制片法，制作成单层分布均匀的细胞涂片。

【操作后处理】

1．协助受检者坐起、下床。

2．完整填写送检申请单的信息，告知受检者取完报告单后复诊。

3．清洗器械，整理操作台，洗手。

【注意事项】

1．取标本时，手法要准确，动作要轻柔，以免损伤组织，引起出血。

2．嘱患者及时将病理报告反馈，以免延误治疗。

实训十　诊断性刮宫

【实训目的】

1．学会刮取宫腔内容物送病理检查协助诊断。

2．学会与患者沟通配合检查，并为患者解释检查结果。

情景案例

程女士，50岁，月经量增多1年，阴道出血20余天，乏力1周。阴道出血量较多，含大血块，既往月经规律，周期35天。妇科检查：宫颈光滑，子宫正常大小，质中等，双附件区无异常。请为其行诊断性刮宫以协助诊断。

【操作前准备】

1．用物准备　卵圆钳、阴道窥器、宫颈钳、宫颈扩张器、刮匙、探针、消毒干纱布、棉球及碘伏棉球若干、标本瓶。

2．患者准备　患者自解小便后，脱出一边裤腿，取膀胱截石位，暴露外阴部。

3．医师准备　穿白大褂，戴口罩和帽子，洗手；位于受检者两腿之间，与其交流，告知检查目的，取得其配合。

【操作步骤】

1．常规消毒外阴、阴道，铺无菌巾。

2．双合诊检查了解子宫大小及位置。

3．用阴道窥器暴露宫颈，再次消毒宫颈与宫颈管，钳夹宫颈前唇。需分段诊刮时，需在阴道后穹隆处置盐水纱布一块，先用小刮匙自宫颈内口至外口顺序刮一周，所刮组织置纱布上。刮取宫颈管组织后，用子宫探针探子宫方向及宫腔深度。若宫颈内口过紧，可用宫颈扩张器扩张至小刮匙能进入为止。

4．将刮匙送达宫底部，以刮匙顺序刮取宫腔内组织。特别注意刮宫底及两侧宫角处。取下纱布上的全部组织送病理检查。查看有无活动性出血，取下窥器。若刮出物肉眼观察高度怀疑为癌组织时，为防止出血及癌组织扩散，应停止刮宫。若肉眼观察未见明显癌组织时，应全面刮宫，以防漏诊。

【操作后处理】

1．刮出物常规送病理检查。

2．嘱患者术后2周内禁性生活及盆浴，以防感染。

3．清洗器械，整理操作台，洗手。

【注意事项】

1．不孕症或功能失调性子宫出血患者，判断有无排卵或黄体功能不全，应选在月经前或月经来潮6小时内刮宫。

2．出血、子宫穿孔、感染是刮宫的主要并发症。有可能致大出血者，术前应输液、配血并做好开腹准备；术中应查清子宫位置并仔细操作，以防子宫穿孔。长期阴道流血者，术前术后应给予抗生素。

3．操作时勿反复刮宫，否则不但伤及子宫内膜基底层，甚至刮出肌纤维组织，造成子宫内膜炎或宫腔粘连，导致闭经。

实训十一　阴道后穹隆穿刺

【实训目的】

1．学会阴道后穹隆穿刺术的操作方法。

2．学会与患者沟通，并为患者解释检查结果。

情景案例

> 周女士，28岁，停经50天伴右下腹剧烈疼痛及肛门坠胀感入院。平素月经规律正常。两年前结婚，无妊娠史。入院时妇科检查：宫颈举痛明显，子宫正常大小，质软，右下腹压痛。请为其行后穹隆穿刺协助诊断。

【操作前准备】

1．用物准备　常规妇科检查器械1套，宫颈钳1把，10 mL注射器1个，18号穿刺针头1个。

2．患者准备　排空膀胱，取膀胱截石位，暴露外阴部。

3．医师准备　穿白大褂，戴口罩和帽子，洗手；位于受检者两腿之间，与其交流，告知检查目的，取得其配合。

【操作步骤】

1．常规消毒外阴、阴道，铺孔巾。

2．双合诊检查子宫、附件情况。

3．用阴道窥器暴露宫颈和阴道后穹隆并消毒，用碘伏棉球再次消毒后穹隆部。用宫颈钳夹持宫颈后唇，向前上方牵拉，充分暴露后穹隆，再次消毒。

4．用 10 mL 注射器接上 18 号穿刺针头，在宫颈、阴道交界下约 1 cm 处的后穹窿正中，与宫颈管平行方向刺入，当针穿过阴道壁有落空感时，表示进入直肠陷凹。将针头偏向病侧，边退针边抽吸。

5．拔出针头后观察穿刺点有无出血，若有活动性出血可用无菌纱布填塞压迫止血，取出宫颈钳和阴道窥器。

【操作后处理】

1．若抽出暗红色不凝血，向患者解释宫外孕诊断确立。

2．液体均应涂片行常规及细胞学检查。

【注意事项】

1．穿刺深度及方向要适宜，避免损伤直肠、子宫。误穿入子宫时，应有实性组织内穿入感，此时亦可能抽出少许血液，应为鲜红色且易凝。

2．抽出暗红色不凝血液，应考虑宫外孕或卵巢黄体、滤泡破裂所致出血，根据病情给予相应处理。抽出咖啡色黏稠液应考虑子宫内膜异位囊肿破裂。

3．严重后倾后屈子宫时，应尽量将子宫体纠正为前位或牵引宫颈前唇使子宫呈水平位，以免误入子宫肌壁。拔出针头后以纱球压迫止血。

实训十二　宫内节育器放置和取出术

【实训目的】

1．能独立进行宫内节育器放置术和取出术的术前准备、术后健康指导。

2．能复述宫内节育器放置术和取出术的操作方法及注意事项。

3．能在模型上独立完成宫内节育器放置术和取出术。

4．无菌操作观念强，对患者关心、爱护、体贴。

情景案例

> 王女士，27岁，孕2产1，平素月经规律，量中等。妇科检查：宫颈光滑，子宫后位，大小正常，附件阴性。要求避孕。请为其做宫内节育器放置术。

【操作前准备】

1．用物准备 计划生育模型、无菌手套、安环包、节育器等。

（1）无菌器械包的准备：弯盘1个，阴道窥器1个，宫颈钳1把，消毒钳2把，探针1个，宫颈扩张器（4～6号）各1根，放环器1个，取环器1个，剪刀1把；敷料包括双层大包布1块，洞巾1块，治疗巾1块，小纱布、棉球若干，长棉签2支等。以上物品打包后高压灭菌待用。

（2）节育器消毒：金属类节育器可经高压灭菌或75%乙醇浸泡30分钟以上；尼龙塑料类以75%乙醇浸泡30分钟以上，用前以无菌水冲洗后再放置；活性节育器及其放置器，多用塑料袋密闭包装，出厂前已消毒，使用前注意查看有无破损或过期。

2．患者准备

（1）询问病史，体检，做血常规及阴道分泌物检查。

（2）做好术前咨询，受术者知情并签署同意书。

（3）测量血压、脉搏、体温。

（4）术前排空膀胱，脱去一条裤腿，取膀胱截石位。

3．医师准备

（1）衣帽着装整洁，截口罩，洗手消毒。

（2）对好照明灯。

（3）向受术者介绍手术过程，解除顾虑，取得配合。

（4）立于受术者两腿之间，核对受术者姓名无误。

【操作步骤】

一、宫内节育器的放置术

以铜T形节育器为例：

1．嘱患者排空膀胱后取膀胱截石位，常规消毒外阴阴道。

2．戴无菌手套，铺无菌孔巾，整理手术器械。

3．双合诊确认子宫大小、方向和双附件有无炎症及包块。

4．放入窥阴器暴露宫颈，碘伏涂擦宫颈、阴道穹窿进行消毒。

5．宫颈钳夹宫颈前唇向外牵拉，用子宫探针测宫腔深度及宽度，据宫腔大小选择合适的节育器。

6．宫颈内口过紧者，可用宫颈扩张器顺号扩张宫颈，一般扩张至5～6号。

7．用放置器将节育器送入宫腔达宫底，取出放置器，外置的尾丝在宫口外约2 cm剪断。

8．观察无出血，取下宫颈钳及阴道窥器。术毕。

二、宫内节育器的取出术

取器前行B超或X线检查，确定IUD是否在宫腔内，同时了解其类型。

1．嘱患者排空膀胱后取膀胱截石位，常规消毒外阴阴道。

2．戴无菌手套，铺无菌孔巾，整理手术器械。

3．双合诊确认子宫大小、方向和双附件有无炎症及包块。

4．放入窥阴器暴露宫颈，碘伏涂擦宫颈、阴道穹窿进行消毒。

5．宫颈钳夹宫颈前唇向外牵拉，有尾丝者，用血管钳夹住尾丝轻轻牵引取出。无尾丝者，用子宫探针探测宫腔后，将取环钩送到宫底，转动取环钩使其钩住IUD下缘，轻轻向外牵拉取出。

【操作后处理】

1．协助受术者穿好衣裤、下检查床。受术者在观察室休息片刻，无异常后方可离开。

2．整理用物，放回原位。手术器械清洗、打包。

3．洗净双手，详细记录手术过程，术者签名。

【注意事项】

1．严格无菌操作，避免节育器碰触外阴或阴道，防止感染。

2．节育器应放置到宫底。

3．操作者技术熟练，动作轻柔。

【实训报告】

1．填写IUD放置术记录。

2．告知受术者注意事项

（1）术后休息3天。

（2）1周内不做过重的体力劳动。

（3）2周内不宜房事和盆浴，保持外阴清洁。

（4）放置后初期可能有少量阴道出血及下腹不适感，均为正常现象；如出血多、腹痛、发热、白带异常等，应及时就诊。

（5）放置IUD后3～6个月内，在经期及大便后，应注意IUD是否脱出。

（6）放置带尾丝节育器者，经期不使用阴道棉塞。

（7）告知放置IUD的种类、使用年限、随访时间，放置术后1、3、6、12个月随访，以后每年随访1次。

实训十三　人工流产负压吸宫术

【实训目的】

1．能在模型上进行人流术的操作。

2．无菌观念强，对患者关心、爱护、体贴。

情景案例

> 刘女士，27岁，哺乳期，停经7周，尿妊娠试验阳性，B型超声检查于宫腔内探及妊娠囊，术前检查无人工流产禁忌证。请为其行人工流产负压吸宫术。

【操作前准备】

1．物品准备

（1）人流器械及敷料包：消毒钳1把，阴道窥器1个，宫颈钳1把，探针1个，宫颈扩张器4～10号各1个，吸管5～8号各1根，连接胶管1根，小头卵圆钳1把，有齿卵圆钳1把，小刮匙1把，换药碗1个，弯盘1个；双层大包布1块，洞巾1块，棉签、棉球、纱布若干。以上物品打包后高压灭菌消毒备用。

（2）其他物品：负压吸引装置、无菌手套、计划生育模型、缩宫素、阿托品等。

2．受术者准备

（1）术前咨询，解除思想顾虑。讲明负压吸宫术可能出现的异常情况，受术者签署知情同意书。

（2）询问病史，体检，确定诊断，排除禁忌证。

（3）术前排空膀胱。

3．医师准备

（1）衣帽着装整洁，戴口罩，洗手消毒。

（2）对好照明灯。

（3）向受术者介绍手术过程，解除顾虑，取得配合。

【操作步骤】

前5步同宫内节育器放置术。

6．用宫颈扩张器以执笔式逐号轻轻扩张宫口（扩大程度比所用吸管大半号至1号）。

7．吸管及负压的选择。根据孕周及宫颈口大小，选择适当号的吸管，负压一般为

53～66 kPa（400～500 mmHg）。

8．吸引：① 将吸管与术前准备好的负压装置连接，试负压。② 依子宫方向将吸管徐徐送入宫腔，达宫底部后退出少许，寻找胚胎着床处。③ 开放负压，将吸管顺时针或逆时针方向顺序转动，并上下移动，将胚胎吸净。

9．必要时可用小刮匙轻轻地刮宫底及双角，检查是否已吸干净。探针测量术后宫腔深度。

10．用纱布拭净阴道，除去宫颈钳，取出阴道窥器。

11．手术结束前，将吸出物过滤，检查吸出胚胎及绒毛组织是否完全，并分别测量出血及组织物的容量。

【操作后处理】

1．协助受术者穿好衣裤、下检查床。受术者在观察室休息 1 小时左右，无异常方可离开。

2．整理用物，放回原位。手术器械清洗、打包。

3．洗净双手，详细记录手术过程，术者签名。

【注意事项】

1．严格无菌操作，防止感染。

2．正确判断子宫大小、位置，动作轻柔，防止子宫损伤。

3．吸管进出宫颈时必须关闭负压或夹住橡皮管，以防损伤宫颈内膜、术后发生宫颈粘连。

4．术毕须检查吸出物，必要时送病检。

【实训报告】

1．填写负压吸宫手术记录。

2．告知受术者术后注意事项。

（1）术后在观察室休息 1 小时左右，无异常方可离院。术后休息 2 周。

（2）术后保持外阴清洁。1 个月内禁止盆浴及性交。

（3）酌情给予子宫收缩药及抗生素。

（4）指导避孕方法。

（5）如有阴道大量出血、发热、腹痛等异常情况，随时就诊。一般术后 1 个月应随诊 1 次。

第二部分　学习指导

第二章　女性生殖系统解剖与生理

【基本要求】

1. 掌握：女性内外生殖器官解剖及特点；卵巢的功能及生殖器官的周期性变化；月经及其临床表现。

2. 熟悉：骨盆的组成、平面及其径线；女性内生殖器官邻近器官；月经周期调节机制。

3. 了解：女性一生各阶段的生理特点。

4. 具备辨析女性生殖系统解剖与生理特点的能力，能分析妇产科手术中可能损伤的邻近器官；能分析卵巢周期性变化及月经周期调节。

5. 与患者及家属有效沟通，能结合女性生殖系统解剖与生理特点进行健康教育。

【重点】女性内生殖器的解剖，骨盆的分界，卵巢周期性变化，子宫内膜的周期性变化，月经。

【难点】骨盆底的组成；下丘脑-垂体-卵巢对月经周期的调节机制。

【习　题】

A1/A2 型题

1．下列关于女性生殖器解剖的叙述，错误的是（　　）。

A．子宫肌层外层纵形，内层环形，中层交织

B．前庭大腺开口于前庭，正常可触及

C．会阴是指阴道口与肛门之间的软组织

D．子宫峡部非孕期长约 1 cm

E．阔韧带基底部有子宫动、静脉及输尿管穿过

2．阴道口与肛门之间的软组织是（ ）。

A．尿生殖膈　　B．中心腱

C．盆膈膜　　D．会阴

E．盆膈

3．幼女自高处摔下伤及外阴部，最容易发生血肿的部位是（ ）。

A．阴阜　　B．大阴唇

C．小阴唇　　D．阴蒂

E．处女膜

4．下列关于阴道形态学特征的叙述，正确的是（ ）。

A．阴道下端比阴道上端宽　　B．阴道下端开口于阴道前庭前部

C．平时阴道前后壁互相贴近　　D．黏膜覆以单层鳞状上皮

E．阴道有腺体

5．下列关于子宫的说法，正确的是（ ）。

A．成年的子宫长约 7～8 cm，宽约 4～5 cm，厚约 2～3 cm，重约 50 g

B．成年子宫体与子宫颈的比例为 1∶2

C．子宫峡部的黏膜无周期性变化

D．子宫颈主要由平滑肌组成

E．成年妇女子宫颈管长约 4～5 cm

6．未生育的成年妇女的子宫大小为（ ）。

A．8 cm×5 cm×3 cm　　B．8 cm×6 cm×4 cm

C．7 cm×5 cm×3 cm　　D．5 cm×4 cm×2 cm

E．5 cm×3 cm×2 cm

7．子宫最狭窄的部分是（ ）。

A．组织学内口　　B．子宫角部

C．子宫峡部　　D．子宫颈管

E．子宫颈外口

8．子宫能在盆腔维持正常位置，主要依靠（ ）。

A．卵巢固有韧带　　B．子宫韧带、骨盆底肌及筋膜

C．盆底组织支托　　D．腹肌收缩力和膈肌收缩力

E．膀胱、直肠支托

9．下列关于输卵管的说法，正确的是（ ）。

A．全长 15～18 cm　　B．位于阔韧带上缘内

C．输卵管分为三部分　　D．峡部在壶腹部外侧

E．峡部管腔最窄

10．下列关于卵巢形态学特征的说法，正确的是（　　）。

A．成年妇女卵巢重约 10 g　　B．卵巢是一对扁椭圆形的性腺

C．卵巢表面由腹膜覆盖　　D．皮质内不含卵泡

E．髓质内含数以万计的始基卵泡

11．左侧卵巢动脉可来自（　　）。

A．左髂内动脉　　B．左肾动脉

C．左髂外动脉　　D．右髂外动脉

E．阴部内动脉

12．我国妇女最常见的骨盆类型是（　　）。

A．漏斗型骨盆　　B．男型骨盆

C．扁平骨盆　　D．类人猿型骨盆

E．女型骨盆

13．骨盆出口横径是（　　）。

A．坐骨结节前端内侧缘之间的距离

B．坐骨结节前端外侧缘之间的距离

C．坐骨结节中段外侧缘之间的距离

D．坐骨结节后端内侧缘之间的距离

E．坐骨结节后端外侧缘之间的距离

14．女性性兴奋时，润滑阴道口的分泌物主要来自（　　）。

A．阴蒂　　B．阴道黏膜腺体

C．宫颈　　D．前庭大腺

E．子宫内膜

15．下列关于骨产道的说法，正确的是（　　）。

A．骨盆是由骶骨、耻骨和尾骨组成

B．骨盆入口平面为骶岬上缘、髂耻线与耻骨联合上缘

C．真骨盆两侧为髂骨翼，后面为第 5 腰椎

D．中骨盆横径为坐骨结节间径

E．出口平面是由骶尾关节、两侧坐骨棘、耻骨联合下缘围绕的骨盆腔最低平面

16．月经周期为 33 天的妇女，其排卵日应在月经来潮后的（　　）。

A．第 11 天　　B．第 14 天

C．第 16 天　　D．第 19 天

E．第 21 天

17．卵子排出后未受精，黄体开始萎缩是在排卵后的（　　）。

A．4～5 天　　B．9～10 天

C. 11～12 天　　D. 13～14 天

E. 15～16 天

18. 下列激素能使基础体温升高 0.3～0.5℃的是（　　）。

A. 黄体生成激素　　B. 促卵泡素

C. 雌激素　　D. 孕激素

E. 雄激素

19. 下列不属于孕激素的生理作用的是（　　）。

A. 增强子宫收缩力，增强子宫平滑肌对缩宫素的敏感性

B. 使阴道上皮增生和角化

C. 使宫颈口闭合，黏液减少、变稠、拉丝度减小

D. 使乳腺管增生

E. 使子宫内膜发生增生期变化

20. 女性青春期开始的重要标志是（　　）。

A. 第一性征的发育　　B. 第二性征的出现

C. 月经初潮　　D. 卵泡发育

E. 出现周期性排卵

21. 月经周期为 28 天的妇女，查宫颈黏液呈典型羊齿状结晶在其周期的（　　）。

A. 第 6～7 天　　B. 第 8～9 天

C. 第 13～14 天　　D. 第 18～20 天

E. 第 23～25 天

22. 下列关于月经的临床表现的叙述，正确的是（　　）。

A. 初潮的迟早与营养及体质强弱有关

B. 初潮年龄大多数在 16～18 岁

C. 正常月经呈鲜红色，易凝固

D. 决定月经周期长短的是黄体期

E. 月经周期是从月经干净到下次月经的第一天

23. 检查卵巢功能准确性最高的方法是（　　）。

A. B 超检查　　B. 阴道细胞学检查

C. 基础体温测定　　D. 子宫内膜病理检查

E. X 线检查

24. 排卵大多在下次月经来潮前（　　）。

A. 第 12 天左右　　B. 第 14 天左右

C. 第 17 天左右　　D. 第 21 天左右

E. 第 24 天左右

25. 月经后子宫内膜再生的位置是（　　）。
A. 致密层　　B. 功能层
C. 基底层　　D. 子宫肌层
E. 海绵层

26. 下列与阴道的自净作用无关的是（　　）。
A. 雌激素　　B. 阴道内乳酸杆菌
C. 阴道 pH 值　　D. 宫颈黏液 pH 值
E. 阴道黏膜上皮糖原含量

27. 促使子宫发育，促使第二性征发育的激素是（　　）。
A. 促卵泡素（FSH）　　B. 促黄体素（LH）
C. 雌激素　　D. 孕激素
E. 雄激素

28. 下列关于月经和月经期临床表现的叙述，错误的是（　　）。
A. 月经是卵巢周期性变化引起子宫内膜周期性变化的结果
B. 月经周期从出血的第一日算起
C. 经血中含有子宫内膜碎片、宫颈黏液及脱落的阴道上皮细胞
D. 经血一般不凝是由于其中缺乏某种凝血因子
E. 正常月经周期是 28～30 天加减三天

29. 卵巢排卵后形成黄体，此时孕激素分泌旺盛，其高峰在月经周期的（　　）。
A. 第 7～8 天　　B. 第 12～13 天
C. 第 17～18 天　　D. 第 22～23 天
E. 第 25～26 天

30. 下列关于卵巢周期性变化的说法，错误的是（　　）。
A. 卵泡发育到一定程度自行退化称为卵泡闭锁
B. 每一次月经周期中，只有一个卵泡发育成熟
C. 排卵多发生在下次月经来潮前 14 天左右
D. 排卵后 9～10 天黄体开始萎缩
E. 衰退的黄体立即形成白体

31. 某女，30 岁，外阴部被踢伤半小时后出现肿块，疼痛难忍，不敢行走，最可能发生的是（　　）。
A. 前庭大腺血肿　　B. 阴蒂血肿
C. 阴阜血肿　　D. 大阴唇血肿
E. 小阴唇血肿

32．某少女，18 岁，骑自行车与三轮车相撞，自觉外阴疼痛难忍并肿胀就诊。根据女性外阴解剖学特点，本例可能发生的是（ ）。

A．小阴唇裂伤　　B．处女膜破裂

C．大阴唇血肿　　D．阴道前庭损伤

E．前庭大腺肿大伴出血

33．某女，30 岁，结婚 5 年不孕，月经周期无规则，（ ）时为有排卵。

A．子宫内膜分泌期　　B．子宫内膜增生过长

C．子宫内膜增生期中期　　D．子宫内膜增生期

E．子宫内膜增生期晚期

34．某女，29 岁，月经周期为 28 天，有排卵，于月经周期第 17 天刮宫，子宫内膜镜检应是（ ）。

A．增生早期　　B．增生晚期

C．分泌早期　　D．分泌晚期

E．排卵期

35．某女月经周期为 32 天，其排卵大概在月经周期的（ ）。

A．第 14 天　　B．第 15 天

C．第 16 天　　D．第 17 天

E．第 18 天

36．某女，26 岁，结婚 1 年，月经 4～6/40 天，现停经 50 天，基础体温双向，可能是（ ）。

A．月经前期　　B．继发闭经

C．妊娠　　D．黄体萎缩不全

E．黄体发育不全

A3/A4 型题

（1～2 题共用题干）

一妇女，47 岁，14 岁月经初潮，既往月经规律，周期 28～30 日，持续 5 日，近一年月经周期不规则，20～35 日行经一次，持续 7～12 日干净，经量多，每次需用卫生巾两包。

1．目前该妇女处于（ ）。

A．性成熟期　　B．绝经前期

C．绝经过渡期　　D．绝经期

E．绝经后期

2. 目前该妇女的卵巢状况为（　　）。

A. 卵巢功能属于成熟阶段

B. 常为有排卵性月经

C. 卵巢内卵泡已耗竭

D. 卵巢内剩余卵泡完全丧失对垂体促性腺激素的反应

E. 卵巢内卵泡数明显减少且易发生卵泡发育不良

（3～5 题共用题干）

一妇女，30 岁，15 岁月经初潮，月经周期规律，周期 32 日，经期持续 4 日。结婚 4 年，夫妻同居，有正常性生活，至今未怀孕。末次月经 6 月 24 日。

3. 从理论上推算，该患者排卵日应在（　　）。

A. 7 月 1 日左右　　B. 7 月 7 日左右

C. 7 月 12 日左右　　D. 7 月 1 日左右

E. 7 月 21 日左右

4. 判断该妇女有无排卵，最简便的检查方法是（　　）。

A. 尿孕二醇测定　　B. 放射免疫法测定血浆中 LH

C. 孕激素试验　　D. 基础体温测定

E. 子宫内膜活检

5. 若该患者有排卵，检查结果能反映体内已受孕激素影响的是（　　）。

A. 阴道上皮表层细胞角化　　B. 宫颈黏液出现羊齿植物叶状结晶

C. 基础体温呈单相型　　D. 子宫内膜分泌早期改变

E. 子宫内膜呈增殖期改变

B 型题

（1～4 题共用备选答案）

A. 女型骨盆　　B. 男型骨盆

C. 扁平型骨盆　　D. 类人猿型骨盆

E. 均小骨盆

1. 骨盆入口呈横椭圆形，骨盆侧壁直，坐骨棘不突出，耻骨弓较宽的是（　　）。

2. 骨盆入口略呈三角形，骨盆侧壁内聚，坐骨棘突出，耻骨弓较窄的是（　　）。

3. 骨盆入口前后径大于横径，骨盆侧壁稍内聚，坐骨棘较突出，耻骨弓较窄的是（　　）。

4. 骨盆入口呈扁椭圆形，骶骨变直向后翘或深弧形，耻骨弓宽的是（　　）。

（5～7 题共用备选答案）

A. 宫骶韧带　　B. 圆韧带

C．主韧带　　D．阔韧带

E．骨盆漏斗韧带

5．起自宫角前面、输卵管近端下方，止于大阴唇前端的是（　　）。

6．位于子宫两端呈翼状的双层腹膜皱襞，由覆盖子宫前后壁的腹膜自子宫侧缘向两侧延伸达盆壁而成的是（　　）。

7．起自宫体宫颈交界处后面上侧方，止于第 2、3 骶椎前面筋膜的是（　　）。

（8～9 题共用备选答案）

A．组织学外口　　B．组织学内口

C．解剖学外口　　D．解剖学内口

E．鳞、柱状上皮交界处

8．子宫峡部的下端是（　　）。

9．子宫峡部的上端是（　　）。

（10～12 题共用备选答案）

A．7～8 天　　B．9～10 天

C．13～14 天　　D．12～16 天

E．18～20 天

10．月经周期为 28 天的妇女，出现宫颈黏液呈典型羊齿叶状结晶在其月经来潮的第（　　）。

11．月经周期中，黄体的正常寿命一般为（　　）。

12．孕激素在排卵后（　　）达高峰。

（13～15 题共用备选答案）

A．雌激素　　B．孕激素

C．LH / FSH　　D．雄激素

E．甲状腺素

13．在排卵前 24 小时左右出现峰值的是（　　）。

14．在排卵前呈低值，排卵后升高并于排卵后 7~8 天出现峰值的是（　　）。

15．在卵巢周期中出现两个峰值的是（　　）。

（16～18 题共用备选答案）

A．促卵泡素、黄体生成素　　B．雌激素、孕激素

C．绒毛膜促性腺激素　　D．促卵泡素、雌激素

E．促卵泡素释放素、黄体生成素释放素

16．由丘脑下部分泌的激素是（　　）。

17．由垂体分泌的激素是（　　）。

18．由卵巢分泌的激素是（　　）。

【参考答案】

A1/A2 型题

1. B	2. D	3. B	4. C	5. A	6. C	7. C	8. B
9. B	10. B	11. B	12. E	13. A	14. D	15. B	16. D
17. B	18. D	19. C	20. C	21. C	22. A	23. D	24. B
25. C	26. D	27. C	28. D	29. D	30. E	31. D	32. C
33. A	34. C	35. E	36. C				

A3/A4 型题

1. C　2. E　3. C　4. D　5. D

B 型题

1. A	2. B	3. D	4. C	5. B	6. D	7. A	8. B
9. D	10. C	11. D	12. A	13. C	14. B	15. A	16. E
17. A	18. B						

第三章　妊娠生理

【基本要求】

1. 掌握：妊娠期母体各系统的变化特点；胎儿附属物的功能。

2. 熟悉：胎儿附属物的形成过程；胎儿发育特点。

3. 了解：卵子受精、受精卵的发育与着床的过程。

4. 具备辨析妊娠期胎儿发育及母体各系统变化特点的能力。

5. 能与孕妇及家属进行良好的沟通，并根据妊娠期母体变化及胎儿发育特点，开展健康教育。

【重点】妊娠、受精、着床的概念；胚胎与胎儿的划分；胎盘的组成与功能；妊娠期生殖系统的变化。

【难点】受精、受精卵发育和着床过程；胎盘的组成；胚胎、胎儿发育特征及胎儿生理特点。

【习　题】

A1/A2 型题

1. 卵子的受精部位是（　　）。

A. 输卵管伞端和壶腹部　　B. 输卵管壶腹部

C. 输卵管峡部　　D. 壶腹部与峡部连接处

E. 输卵管伞端

2. 临床常把（　　）作为妊娠开始的时间。

A. 受精之日　　B. 末次月经的第一天

C. 末次月经的最后一天　　D. 末次月经的第 14 天

E. 末次月经干净之日

3. 受精一般发生在排卵后（　　）。
A. 5 h　　B. 10 h
C. 12 h　　D. 24 h
E. 48 h

4. 正常妊娠时，绒毛膜促性腺激素出现高峰是在末次月经后（　　）。
A. 第4～6周　　B. 第6～8周
C. 第8～10周　　D. 第10～12周
E. 第12～14周

5. 妊娠早期羊水的主要来源是（　　）。
A. 母血清经胎膜进入羊膜腔的透析液
B. 胎儿尿液
C. 胎儿皮肤
D. 胎儿肺
E. 胎膜

6. 受精卵着床时间为（　　）。
A. 受精后1天　　B. 受精后2天
C. 受精后3天　　D. 受精后6～7天
E. 受精后36 h

7. 胚胎期指的是受孕后的（　　）。
A. 4周以内　　B. 6周以内
C. 8周以内　　D. 10周以内
E. 12周以内

8. 下列不是胎儿的附属物的是（　　）。
A. 胎盘　　B. 胎膜
C. 脐带　　D. 蜕膜
E. 羊水

9. 胎盘的组成是（　　）。
A. 羊膜、叶状绒毛膜、包蜕膜　　B. 包蜕膜、叶状绒毛膜、底蜕膜
C. 胎膜、叶状绒毛膜、真蜕膜　　D. 羊膜、叶状绒毛膜、底蜕膜
E. 羊膜、胎膜、底蜕膜

10. 胎盘不合成分泌（　　）。
A. 雌激素　　B. 孕激素
C. 生长素　　D. 胎盘生乳素
E. 绒毛膜促性腺激素

11．正常脐带内含有（　　）。
A．一条脐动脉，一条脐静脉　　B．两条脐动脉，一条脐静脉
C．两条脐动脉，两条脐静脉　　D．一条脐动脉，两条脐静脉
E．两条脐动脉

12．一妇女妊娠 40 周，正常的羊水量为（　　）。
A．500 mL　　B．700 mL
C．800 mL　　D．1 200 mL
E．1 500 mL

13．下列关于胎儿的附属物的描述，错误的是（　　）。
A．胎膜由平滑绒毛膜和羊膜组成
B．脐带平均长约 50 cm
C．脐带是母儿间物质交换的通道
D．胎盘分为胎儿面和母体面
E．胎儿血和母体血在胎盘绒毛相通

14．下列关于胎儿发育特征的叙述，错误的是（　　）。
A．妊娠 16 周末，可确定胎儿性别
B．妊娠 16 周末，部分经产妇可自觉胎动
C．妊娠 20 周末，临床可听到胎心音
D．妊娠 32 周末，出生后不能存活
E．妊娠足月时，胎儿体重 3 000 g 左右

15．妊娠（　　）末胚胎基本成人形。
A．4 周　　B．8 周
C．12 周　　D．16 周
E．20 周

16．胎盘基本形成的时间约在（　　）。
A．8 周　　B．12 周
C．16 周　　D．18 周
E．20 周

17．下列不属于妊娠 28 周末胎儿的特征的是（　　）。
A．胎儿体重约为 1 000 g　　B．胎儿身长约为 35 cm
C．生活能力差　　D．加强护理也不能存活
E．新生儿易患特发性呼吸窘迫综合征

18．正常妊娠 36 周末胎儿的大致体重为（　　）。
A．1 000 g　　B．1 500 g

C. 2 000 g　　D. 2 500 g

E. 3 000 g

19. 通过了解（　）的位置可以判断胎位。

A. 人字缝　　B. 额缝

C. 冠状缝　　D. 矢状缝

E. 枕额径

20. 开始称为胎儿的时间是在受精后的（　　）。

A. 第 5 周　　B. 第 6 周

C. 第 8 周　　D. 第 9 周

E. 第 10 周

21. 下列关于胎盘功能的说法，错误的是（　　）。

A. O_2 和 CO_2 以简单扩散的方式进行交换，代替胎儿呼吸功能

B. 供应营养物质，替代胎儿消化系统的功能

C. 排出胎儿代谢产物，替代胎儿泌尿系统的功能

D. 有良好的防御功能，细菌和病毒均不能通过胎盘

E. 分泌胎盘生乳素、绒毛膜促性腺激素、雌激素、孕激素

22. 下列关于孕妇血液系统生理性改变的说法，正确的是（　　）。

A. 血浆纤维蛋白原减少

B. 血容量逐渐增加，至孕 40 周达高峰

C. 白细胞减少

D. 血液处于高凝状态

E. 血浆增加多于红细胞增加，血液相对稀释，黏稠度降低，不易凝固

23. 下列关于孕期心脏改变的叙述，正确的是（　　）。

A. 心脏向右、向上、向前移位

B. 心浊音界稍扩大

C. 心尖部可闻及舒张期杂音

D. 心率无明显改变

E. 每搏输出量不变，心率增加约 20～40 次/分

24. 妊娠期子宫的变化正确的是（　）。

A. 孕晚期子宫多呈不同程度左旋

B. 子宫无任何收缩

C. 宫颈充血、水肿、变硬

D. 宫颈黏液分泌减少

E. 子宫峡部逐渐伸展形成子宫下段

25. 妊娠晚期，孕妇体重增加每周不应超过（　　）。

A. 0.25 kg　　B. 0.5 kg

C. 1 kg　　D. 1.5 kg

E. 2 kg

26. 无并发症的妊娠足月孕妇，体重约增加（　　）。

A. 8.5 kg　　B. 10 kg

C. 12.5 kg　　D. 15 kg

E. 20 kg

27. 下列不属于妊娠期的生理变化的是（　　）。

A. 出现早孕反应　　B. 面部出现妊娠黄褐斑

C. 子宫增大变软　　D. 乳房出现蒙氏结节

E. 血压较基础值升高超过 30/15 mmHg

28. 孕妇血容量增加达到高峰的时间是（　　）。

A. 孕 12～20 周　　B. 孕 20～28 周

C. 孕 28～30 周　　D. 孕 32～34 周

E. 孕 36～38 周

29. 足月妊娠正常羊水中不含有（　　）。

A. 胎脂　　B. 胎儿红细胞

C. 前列腺素　　D. 毳毛

E. 上皮细胞

30. 妊娠前 5 个月，胎儿身长（cm）计算公式为（　　）。

A. 月数×5　　B. 月数×4

C. 月数×3　　D. 月数×2

E. 月数的平方

31. 妊娠期子宫峡部的变化是（　　）。

A. 妊娠后变短　　B. 随子宫增大逐渐拉长

C. 随子宫增大逐渐变薄　　D. 充血、水肿

E. 临产时可达到 20 cm

32. 一正常孕妇妊娠后期子宫增长速度最快的部分是（　　）。

A. 子宫底部　　B. 子宫体部

C. 子宫下段　　D. 子宫颈

E. 子宫各部的增长速度基本相同

33. 胚胎期是指受精后的（　　）。

A. 4 周以内　　B. 8 周以内

C．9 周以内　　D．10 周以内

E．12 周以内

34．不能透过胎盘的是（　　）。

A．IgA　　B．IgG

C．钙　　D．铁

E．葡萄糖

A3/A4 型题

（1～2 题共用题干）

某孕妇，27 岁，孕 1 产 0，孕 30 周，两天前出现右下腹痛，来院检查尿常规示尿中 WBC 增多，B 超提示右侧肾盂扩张。

1．该孕妇右侧腰痛的原因最有可能是（　　）。

A．胎盘早剥　　B．先兆早产

C．腰椎病　　D．肾盂肾炎

E．急性阑尾炎

2．该孕妇出现上述情况的主要原因是（　　）。

A．孕期尿量增多

B．孕期易出现尿潴留

C．孕期血容量增加

D．孕期尿糖增加

E．输尿管张力降低，增大的子宫压迫输尿管

B 型题

（1～4 题共用备选答案）

A．羊膜　　B．胎膜

C．合体滋养细胞　　D．血管合成膜

E．底蜕膜

1．在胎盘内进行物质交换的部位是（　　）。

2．构成胎盘母体部分的是（　　）。

3．母体与羊水的交换主要是通过（　　）。

4．妊娠 10 周后孕激素的主要来源是（　　）。

【参考答案】

A1/A2 型题

1. D　2. B　3. C　4. C　5. A　6. D　7. C　8. D
9. D　10. C　11. B　12. C　13. E　14. D　15. B　16. B
17. D　18. D　19. D　20. D　21. D　22. D　23. B　24. E
25. B　26. C　27. E　28. D　29. B　30. E　31. B　32. A
33. B　34. A

A3/A4 型题

1. D　2. E

B 型题

1. D　2. E　3. B　4. C

第四章　妊娠诊断

【基本要求】

1. 掌握：妊娠分期；早、中、晚期妊娠的诊断；胎产式、胎先露、胎方位的概念。

2. 熟悉：胎产式、胎先露、胎方位的判定。

3. 了解：妊娠诊断中各种辅助检查的原理。

4. 具备对妊娠案例进行综合分析的基本技能，能够根据案例特点进行初步诊断。

5. 能与孕妇及家属进行良好的沟通，并开展孕期健康指导。

【重点】妊娠分期，早期妊娠的诊断，胎产式、胎先露、胎方位的概念。

【难点】胎方位的概念与判断。

【习　题】

A1/A2 型题

1．早期妊娠是指（　　）。

A．妊娠 13 周末以前　　B．妊娠 14 周末以前

C．妊娠 16 周末以前　　D．妊娠 20 周末以前

E．妊娠 8 周前

2．妊娠最早和最重要的症状是（　　）。

A．恶心、呕吐　　B．胎动

C．乳房增大　　D．停经

E．尿频

3．下列关于早期妊娠体征的叙述，正确的是（　　）。

A．乳房增大、乳晕不着色　　B．可听到胎心音

C．体温升高　　D．子宫增大变软

E．可感到胎动

4．Hegar 征是指（　　）。

A．子宫前倾前屈位

B．子宫峡部柔软，宫颈与宫体似不相连

C．子宫增大变软

D．子宫颈充血变软，呈紫蓝色

E．乳头和乳晕色素加深，乳头周围有多个褐色小结节

5．诊断早期妊娠快速、准确的方法是（　　）。

A．基础体温测定　　B．HCG 试验

C．黄体酮试验无阴道出血　　D．B 超检查

E．宫颈黏液检查

6．孕妇自觉胎动的时间是（　　）。

A．8～12 周　　B．12～15 周

C．16～20 周　　D．24～28 周

E．28～32 周

7．妊娠 32 周末手测子宫底高度为（　　）。

A．脐下 1 横指　　B．脐上 1 横指

C．脐上 3 横指　　D．脐与剑突之间

E．剑突下 2 横指

8．下列关于胎心音的说法，正确的是（　　）。

A．为单音　　B．初孕妇在妊娠 18～20 周经腹壁可听到

C．常伴脐带杂音　　D．妊娠 12 周用普通听诊器经腹壁可听到

E．速度较慢

9．足月妊娠正常胎心率为（　　）。

A．100～150 次/分　　B．110～160 次/分

C．120～170 次/分　　D．130～180 次/分

E．140～180 次/分

10．下列为正常胎方位的是（　　）。

A．枕左前位　　B．骶左前位

C．骶右前位　　D．肩左前位

E．骶右后位

11．下列关于胎先露的指示点，错误的是（　　）。

A．臀先露：骶骨　　B．面先露：颏骨

C．枕先露：枕骨　　D．臀先露：坐骨结节

E．足先露：骶骨

12．胎儿在子宫内通常不会发生（　　）。

A．整个胎体呈椭圆形　　B．胎头俯屈

C．颏部贴近胸壁　　D．脊柱伸直

E．四肢屈曲交叉于胸腹前

13．下列有关胎方位的描述，正确的是（　　）。

A．枕左前位，胎背在母体左后方

B．枕右前位，胎背在母体右前方

C．肩右前位，胎头于母体左侧

D．骶左横位，胎背在母体左前方

E．骶右后位，胎背在母体右前方

14．某女，28 岁，已婚。平时月经不规则，现停经 50 天。停经 32 天时尿 HCG（－），基础体温维持在 37℃左右已近 5 周，最可能的诊断是（　　）。

A．Ⅰ度闭经　　B．Ⅱ度闭经

C．早孕　　D．月经失调

E．多囊卵巢综合征

15．某初孕妇，28 岁，停经 8 周，不会出现的体征是（　　）。

A．晨起恶心，呕吐　　B．尿频

C．乳房增大，乳晕着色　　D．子宫增大、变软

E．出现妊娠纹

16．某初孕妇，24 岁，末次月经日期记不清，行产科检查，腹围 95 cm，宫高 32.5 cm，宫底在脐与剑突之间，胎头已入盆，估计其孕周为（　　）。

A．24 周　　B．28 周

C．32 周　　D．36 周

E．36～40 周

17．某初孕妇，25 岁，末次月经第一天为 2014 年 4 月 12 日，于 2014 年 11 月 15 日就诊，检查宫底在脐上 3 横指，枕右前位，胎心率正常，BP 160/110 mmHg，尿蛋白 2.8 g/24 小时。本例应是（　　）。

A．妊娠满 28 周，子宫底高度符合正常情况

B．妊娠满 30 周，子宫底高度低于正常情况

C．妊娠满 31 周，子宫底高度符合正常情况

D．妊娠满 31 周，子宫底高度低于正常情况

E．妊娠满 32 周，子宫底高度低于正常情况

A3/A4 型题

（1～2 题共用题干）

某女，25 岁，停经 11 周，一个月前自测尿妊娠试验阳性，恶心呕吐 3 周。

1. 为确诊是否为早期妊娠，首选（　　）。
   A. 多普勒超声检查　B. B 型超声检查
   C. 腹部 X 线摄片　D. 体温测量
   E. 宫颈黏液检查
2. 早孕反应的鉴别，应除（　　）在外。
   A. 病毒性肝炎　B. 胃炎
   C. 胃肠功能紊乱　D. 肾盂肾炎
   E. 急性脂肪肝

B 型题

（1～4 题共用备选答案）

A. 子宫底高度在脐耻之间　B. 子宫底高度在脐上 1 横指
C. 子宫底高度在脐上 3 横指　D. 子宫底高度在脐与剑突之间
E. 子宫底高度在剑突下 2 横指

1. 妊娠 16 周末时（　　）。
2. 妊娠 28 周末时（　　）。
3. 妊娠 32 周末时（　　）。
4. 妊娠 36 周末时（　　）。

（5～7 共用备选答案）

A. 胎产式　B. 胎先露
C. 胎方位　D. 胎姿
E. 骨盆轴

5. 胎儿身体的长轴与母体长轴的关系称为（　　）。
6. 胎儿先露部指示点与母体骨盆的关系称为（　　）。
7. 最先进入母体骨盆入口平面的胎儿部分称为（　　）。

（8～10 共用备选答案）

A. 枕骨　B. 颏骨
C. 骶骨　D. 肩胛骨
E. 耻骨

8. 枕先露的指示点是（　　）。

9．臀先露的指示点是（　　）。

10．面先露的指示点是（　　）。

案例分析题

某女，25 岁，已婚。平素月经规则，周期一般为 30 天左右。现停经 52 天，近 10 天来出现晨起恶心、呕吐，伴食欲下降。妇科检查：阴道黏膜及宫颈阴道部呈紫蓝色，子宫稍大、质软，宫体与宫颈似不相连。

思考：

1．该女性最可能的诊断是什么？诊断依据有哪些？

2．为进一步确诊，可做哪些辅助检查？

【参考答案】

A1/A2 型题

1．A　2．D　3．D　4．B　5．D　6．C　7．D　8．B

9．B　10．A　11．D　12．D　13．B　14．C　15．E　16．E

17．D

A3/A4 型题

1．B　2．D

B 型题

1．A　2．C　3．D　4．E　5．A　6．C　7．B　8．A

9．C　10．B

案例分析题

1．最可能的诊断：早期妊娠。诊断依据：平素月经周期 30 天，现停经 52 天，有晨起恶心、呕吐，妇科检查子宫增大变软，有黑加征。

2．为进一步确诊，可做的辅助检查有妊娠试验、B 超检查、宫颈黏液结晶检查等。

第五章　产前检查

【基本要求】

1. 掌握：产前检查的时间；推算预产期的方法；产科腹部检查的内容及方法；骨盆外测量各径线名称、测量方法及正常值。
2. 熟悉：产前检查的意义；骨盆内测量径线名称、测量方法及正常范围。
3. 了解：孕期保健及孕期常见症状的处理。
4. 具备产前检查的基本技能，能正确进行产前检查。
5. 能与孕妇亲切的沟通；能对妊娠各期的孕妇进行合理的健康指导。

【重点】预产期推算方法；产科腹部检查。

【难点】骨盆的内外测量方法及结果判断。

【习　题】

A1/A2 型题

1．首次产前检查的时间为（　　）。

A．确定早孕时　　B．妊娠 8 周

C．妊娠 12 周　　D．妊娠 18 周

E．妊娠 20 周

2．推算预产期最可靠的依据是（　　）。

A．末次月经第 1 天　　B．早孕反应出现的日期

C．胎动开始的日期　　D．B 超测得胎心的日期

E．确诊早孕的日期

3．妊娠晚期孕妇每周体重增加不超过（　　），若超过应考虑有隐性水肿。

A．500 g　　B．800 g

C．1 000 g　　D．1 500 g

E．2 000 g

4．腹部四步触诊法主要检查（　　）。

A．子宫大小、胎产式

B．胎产式、胎先露及胎方位

C．胎先露、胎方位

D．子宫大小、羊水多少

E．子宫大小、胎产式、胎先露、胎方位及先露部衔接情况

5．以下所列胎心音的听诊部位，正确的是（　　）。

A．枕左前位，母体脐左上方　　B．枕右前位，母体脐右上方

C．骶左前位，母体脐左下方　　D．枕右前位，母体脐右下方

E．肩先露，母体脐部下方

6．骨盆外测量的径线不包括（　　）。

A．髂棘间径　　B．髂嵴间径

C．骶耻外径　　D．坐骨棘间径

E．耻骨弓角度

7．下列骨盆测量数据，正常的是（　　）。

A．髂棘间径 23～26 cm　　B．髂嵴间径 20～23 cm

C．骶耻外径 15～20 cm　　D．坐骨结节间径 8～9 cm

E．出口后矢状径 8.5～9.5 cm

8．可间接推测骨盆入口前后径长度的是（　　）。

A．髂棘间径　　B．髂嵴间径

C．骶耻外径　　D．坐骨结节间径

E．出口后矢状径

9．骨盆外测量出口横径小于 8 cm，应加测（　　）。

A．出口前矢状径　　B．出口后矢状径

C．耻骨弓角度　　D．坐骨棘间径

E．对角径

10．骨盆内测量的时间为妊娠（　　）。

A．12～16 周　　B．16～20 周

C．20～24 周　　D．24～36 周

E．36 周以后

11．径线过小，分娩过程中会影响胎头下降的是（　　）。

A．髂棘间径　　B．髂嵴间径

C．骶耻外径　　D．坐骨棘间径

E. 对角径

12. 下列关于孕期卫生的说法，错误的是（　　）。

A. 整个妊娠期都应避免盆浴、性交

B. 需谨慎用药

C. 饮食应全面

D. 妊娠晚期多采取左侧卧位

E. 妊娠后期避免重体力劳动

13. 某孕妇，30 岁，月经周期规则，末次月经第一日为 2014 年 6 月 1 日，她的预产期应是（　　）。

A. 2015 年 4 月 1 日
B. 2015 年 3 月 15 日
C. 2015 年 3 月 8 日
D. 2015 年 2 月 6 日
E. 2015 年 4 月 8 日

14. 某孕妇，孕 24 周，产前检查行骨盆测量，测量结果不正常的是（　　）。

A. 髂棘间径 24 cm
B. 髂嵴间径 27 cm
C. 骶耻外径 20 cm
D. 出口横径 8 cm
E. 出口后矢状径 8 cm

A3/A4 型题

（1～3 题共用题干）

某孕妇，28 岁，末次月经第一日为 2013 年 4 月 25 日，产前检查胎背位于母体腹部右侧，宫底可触及浮球感。

1. 该孕妇的预产期应是（　　）。

A. 2014 年 1 月 2 日
B. 2014 年 2 月 11 日
C. 2014 年 2 月 1 日
D. 2014 年 3 月 21 日
E. 2014 年 1 月 30 日

2. 进行骨盆测量时，测得其坐骨结节间径为 7 cm，提示（　　）。

A. 该孕妇身材矮小
B. 出口横径偏小
C. 入口前后径偏小
D. 中骨盆狭窄
E. 正常骨盆

3. 听诊胎心的部位是（　　）。

A. 脐周
B. 脐下左侧
C. 脐下右侧
D. 脐上左侧
E. 脐上右侧

B 型题

（1～3 题共用备选答案）

A．伸腿仰卧位，测量两髂前上棘外缘间的距离

B．伸腿仰卧位，测量两髂嵴外缘间最宽的距离

C．左侧卧位，左腿屈曲，测量第 5 腰椎棘突下至耻骨联合上缘中点的距离

D．仰卧位，双手抱双膝，测量两坐骨结节内侧缘间的距离

E．屈膝仰卧，测量两坐骨结节外侧缘间的距离

1．髂棘间径的测量方法是（　　）。

2．骶耻外径的测量方法是（　　）。

3．出口横径的测量方法是（　　）。

【参考答案】

A1/A2 型题

1．A　2．A　3．A　4．E　5．E　6．D　7．A　8．C
9．B　10．D　11．D　12．A　13．C　14．D

A3/A4 型题

1．C　2．B　3．E

B 型题

1．A　2．C　3．D

第六章　妊娠时限异常

【基本要求】

1. 掌握：各种类型流产的临床表现、诊断、鉴别诊断及处理原则；早产、过期妊娠的诊断要点及处理原则。

2. 熟悉：流产、早产、过期妊娠的病因和病理。

3. 了解：早产的防治措施。

4. 具备吸宫术、刮宫术的基本操作技能；能正确判断各种类型流产，正确识别早产、过期妊娠并给予正确处理。

5. 能与患者及家属进行良好的沟通，能对流产、早产及过期妊娠患者进行健康教育。

【重点】各种类型自然流产的诊断要点与处理原则。

【难点】自然流产的病因、病理。

【习　题】

A1/A2 型题

1．流产是指（　　）。

A．妊娠不足 28 周，胎儿体重不足 500 g

B．妊娠不足 28 周，胎儿体重不足 1 000 g

C．妊娠不足 24 周，胎儿体重不足 500 g

D．妊娠不足 24 周，胎儿体重不足 1 000 g

E．妊娠不足 20 周，胎儿体重不足 1 000 g

2．早期自然流产的主要原因是（　　）。

A．孕妇甲状腺功能亢进　　B．胎儿染色体异常

C．母体对胎儿免疫耐受降低　　D．孕妇子宫畸形

E．孕妇接触放射线

3．先兆流产是指（　　）。

A．胚胎死亡，尚未自然排出

B．经休息和治疗后有希望继续妊娠

C．流产已不可避免

D．妊娠产物已全部排出

E．妊娠产物部分排出宫腔

4．晚期复发性流产的常见原因是（　　）。

A．子宫畸形　　B．黄体功能不足

C．胚胎染色体异常　　D．免疫因素

E．甲状腺功能低下

5．下列关于各种流产的临床特点的叙述，正确的是（　　）。

A．先兆流产：出血少，宫颈口闭　　B．完全流产：腹痛，宫颈口扩张

C．难免流产：出血少，宫颈口闭　　D．不全流产：出血少，宫颈口闭

E．过期流产：腹痛，宫颈口扩张

6．下列关于复发性流产的说法，错误的是（　　）。

A．每次流产多发生在同一妊娠月份

B．防治重在孕前寻找原因，对因处理

C．自然流产连续发生 2 次及以上者

D．病因之一是染色体异常

E．宫颈内口松弛是晚期复发性流产的常见原因

7．妊娠 9 周时出现难免流产，首选的治疗原则是（　　）。

A．注射缩宫素　　B．保胎

C．抗生素抗感染　　D．尽快清宫

E．大量雌激素止血

8．早产是指（　　）。

A．妊娠满 32 周至不满 40 足周分娩者

B．妊娠满 28 周至不满 36 足周分娩者

C．妊娠不满 28 周终止者

D．妊娠不满 37 周终止者

E．妊娠满 28 周至不满 37 足周分娩者

9．早产的原因不包括（　　）。

A．前置胎盘　　B．羊水过多

C．胎膜早破　　D．宫内感染

E．羊水过少

10．可促进胎肺成熟的药物是（　　）。

A．硫酸镁　　B．地塞米松

C．铁剂　　D．叶酸

E．葡萄糖酸钙

11．下列关于早产的预防措施，错误的是（　　）。

A．孕期禁止性生活　　B．定期产前检查

C．加强营养，保持身心健康　　D．休息时多取左侧卧位

E．积极治疗妊娠合并症

12．宫颈内口松弛可致晚期流产或早产，治疗方法可行宫颈内口环扎术，其手术时间是（　　）。

A．妊娠前　　B．妊娠 8～12 周

C．妊娠早期　　D．妊娠中期

E．妊娠 14～18 周

13．过期妊娠是指（　　）。

A．月经周期规律，妊娠超过 34 周尚未分娩者

B．月经周期规律，妊娠超过 36 周尚未分娩者

C．月经周期规律，妊娠超过 38 周尚未分娩者

D．月经周期规律，妊娠超过 40 周尚未分娩者

E．月经周期规律，妊娠超过 42 周尚未分娩者

14．某女，27 岁，停经 40 多天，阴道有少许出血，下腹部轻微疼痛，检查子宫如孕 40 天大小，软，宫口闭，妊娠反应（+），该孕妇最可能的诊断是（　　）。

A．先兆流产　　B．不全流产

C．难免流产　　D．过期流产

E．完全流产

15．某孕妇，停经 50 天，下腹部阵发性疼痛及阴道流血 1 天，量多伴有血块，妇科检查：子宫稍大，宫口有胚胎组织堵塞，最有效的紧急止血措施是（　　）。

A．刮宫术　　B．输血

C．注射止血药　　D．腹部压迫，排出胚胎组织

E．以上都不是

16．某女，25 岁，停经 9 周，阴道流血多于月经量 1 天，子宫如 9 周妊娠大小，宫口有组织物堵塞，宫颈无举痛。最恰当的处理是（　　）。

A．保胎治疗　　B．立即行刮宫术

C．继续观察　　D．进一步查尿 HCG 明确诊断

E．给予输液及止血剂

17. 某孕妇，32 岁，妊娠 31 周，少量阴道流血，曾有 3 次早产史。首要的处理是（　　）。

A．抑制宫缩，促进胎儿肺成熟　　B．左侧卧位

C．预防感染　　D．注意休息，并给以镇静剂

E．氧气吸入，给予止血剂

18．某女，28 岁，平时月经规则，现停经 2 个月，有恶心、呕吐。昨日有少量阴道流血，轻微腹痛。检查：宫颈着色，宫颈口闭，宫体前倾，2 月妊娠大小，质软，活动，压痛，附件未及异常，尿妊娠试验阳性，超声见宫腔内有孕囊，可见胎心搏动，临床诊断是（　　）。

A．难免流产　　B．先兆流产

C．宫外孕　　D．不全流产

E．过期流产

19．某女，29 岁，平素月经规律，现停经 3 个月，未闻及胎心，B 超显示：宫腔内可见胎囊变形，未见胎芽及胎心。最可能的诊断是（　　）。

A．先兆流产　　B．难免流产

C．不全流产　　D．过期流产

E．完全流产

A3/A4 型题

（1～2 题共用题干）

某女，27 岁，已婚，停经 70 日，阴道中等量流血 3 日伴发热。昨日阴道排出一块肉样组织，今晨突然大量阴道流血。BP 80/60 mmHg，T 38.2℃，P 116 次/分。子宫如近妊娠 2 个月大，有压痛，宫口通过一指松，阴道分泌物有明显臭味。血白细胞总数 20.5×10^9/L，Hb 68 g/L。

1．本例应诊断为（　　）。

A．感染合并先兆流产　　B．感染合并难免流产

C．感染合并不全流产　　D．感染合并过期流产

E．感染合并完全流产

2．除抗休克外，还需进行的紧急处理是（　　）。

A．大量输液、输血　　B．注射缩宫素

C．抗生素大剂量静滴　　D．钳夹出宫腔内妊娠物

E．立即进行彻底清宫

（3～5 题共用题干）

某孕妇，28 岁，于妊娠早期有早孕反应，尿 HCG（＋），于妊娠 18 周时感觉有胎动，

B 超示单胎，头位，见心脏搏动。现为妊娠 26 周，近 2 周来自觉胎动停止，腹部不再增大，来门诊检查。宫底平脐，未闻及胎心，复查 B 超未见胎心搏动和胎动。

3．本例的临床诊断为（　　）。

A．过期流产　　B．习惯性流产

C．死胎　　D．死产

E．葡萄胎

4．需做的实验室检查是（　　）。

A．白细胞计数分类　　B．血糖测定

C．凝血功能检查　　D．肝、肾功能检查

E．HCG 测定

5．实验室检查正常，此时首选的治疗方法应是（　　）。

A．钳刮　　B．雌激素＋刮宫

C．雌激素＋刮宫＋抗感染　　D．中期妊娠引产

E．肌注缩宫素

（6～8 题共用题干）

某女，28 岁，因停经 52 天，阴道出血 1 周，诊断先兆流产，入院安胎，次日腹痛伴阴道流血增多，蹲厕时见有组织物排出，阴道出血仍不止，腹痛减轻。

6．本例最可能的诊断是（　　）。

A．难免流产　　B．不全流产

C．完全流产　　D．稽留流产

E．习惯性流产

7．最有助于诊断的检查是（　　）。

A．B 型超声检查附件有无肿物　　B．阴道检查子宫大小和宫口开张情况

C．血 HCG 定量测定　　D．后穹窿穿刺有不凝血液

E．阴道检查宫颈举痛

8．此时最恰当的处理是（　　）。

A．立即清宫

B．B 超检查宫腔有无残留胚胎，然后决定处理方案

C．抗炎＋观察

D．缩宫素静脉滴注

E．宫腔镜检查

（9～11 题共用题干）

某初产妇，27 岁，停经 33 周，阴道少量出血，规律腹坠 2 小时，肛查颈管消失，宫口开大 1 cm。

9. 最可能的诊断是（　　）。

A. 先兆早产　　B. 晚期流产

C. 前置胎盘　　D. 胎盘早剥

E. 临产

10. 最不恰当的处理是（　　）。

A. 口服沙丁胺醇　　B. 左侧卧位

C. 静脉滴注硫酸镁　　D. 缩宫素引产

E. 少量镇静剂

B 型题

（1～3 题共用备选答案）

A. 妊娠 12 周末前　　B. 妊娠 13～27 周末

C. 妊娠 28～36 周末　　D. 妊娠 37～40 周末

E. 妊娠 42 周后

1. 早期妊娠是指（　　）。
2. 过期妊娠是指（　　）。
3. 早产是指（　　）。

（4～7 题共用备选答案）

A. 安胎　　B. 清宫

C. 止血剂　　D. 观察

E. 抗生素应用

4. 先兆流产的处理措施是（　　）。
5. 难免流产的处理措施是（　　）。
6. 不全流产的处理措施是（　　）。
7. 完全流产的处理措施是（　　）。

案例分析题

案例一

某女，33 岁，已婚，月经规律。停经 44 天，下腹微痛伴阴道不规则出血 6 天。尿 HCG（+），给予黄体酮 20 mg/日×3 日后血止。此后间断出血至 2 月余，未治疗。停经 4+月无胎动感，来院检查。一般情况好，生命体征正常。妇科检查：外阴已婚未产型；阴道畅；宫颈光滑，闭合；子宫前位，如孕 13 周大小，软；附件触不满意；尿 HCG（+）；B 超显示胎囊 5 cm×5 cm×6 cm，形态不规则，未见胎心搏动。

思考：

1．本病的初步诊断是什么？诊断依据是什么？

2．该病应与哪些疾病鉴别？为进一步确诊，应行什么检查？

3．治疗原则是什么？

案例二

某女，32 岁，孕 4 产 0，孕 34 周，因下腹坠痛半天于 2015 年 4 月 2 日入院。

平素月经规律，末次月经为 2014 年 8 月 12 日，孕期平顺，在本院产前检查 5 次，无明显异常。半日来出现规律下腹坠痛，渐加重，5 分钟一阵，有少许血性分泌物，无阴道流液。

既往：2010—2013 年间药流三次。否认慢性病史，否认药敏史。

查体：BP 100/70 mmHg，P 78 次/分，R 18 次/分，T 36.2℃。一般情况好，心肺听诊正常，双下肢无水肿。

产科检查：宫高 25 cm，腹围 95 cm，腹软，可及宫缩，30 秒/4～5 分，强度（+）胎儿头位，胎头入盆，胎心 140 次/分，估计胎儿体重 2 300 g。骨盆各径线正常，宫颈软，消失，宫口 2 cm，先露 S^{-2}。

思考：

1．该病的诊断是什么？

2．诊断依据有哪些？鉴别诊断应注意什么？

3．根据患者目前情况，应如何处理？

案例三

某初产妇，28 岁，妊娠 42^{+1} 周，规律宫缩 10 小时，估计胎儿体重 4 000 g，枕左前位，胎头高浮，胎心率 166 次/分。该产妇骨盆不大，宫口开大 2 cm，尿雌激素/肌酐比值为 6。

思考：

1．该病的诊断是什么？

2．根据患者目前情况，应如何处理？处理依据是什么？

【参考答案】

A1/A2 型题

1. B　2. B　3. B　4. A　5. A　6. C　7. D　8. E
9. E　10. B　11. A　12. E　13. E　14. A　15. A　16. B
17. A　18. B　19. D

A3/A4 型题

1. C　2. D　3. C　4. C　5. D　6. B　7. B　8. A
9. A　10. D

B 型题

1. A　2. E　3. C　4. A　5. B　6. B　7. D

案例分析题

案例一

1. 初步诊断：过期流产。可从病史：停经 44 天，下腹微痛及阴道不规则出血 6 天，尿 HCG（＋），停经 4＋月无胎动感；检查：一般情况好，生命体征正常；妇科检查：外阴已婚未产型；阴道畅；宫颈光滑，闭合；子宫前位，如孕 13 周大小，软；附件触不满意；尿 HCG（＋）；B 超为胎囊 5 cm×5 cm×6 cm，形态不规则，未见胎心搏动初步做出上述诊断。

2. 鉴别诊断：需与异位妊娠、葡萄胎、功能失调性子宫出血、子宫肌瘤等相鉴别。为进一步确诊方法，行宫腔组织病理学检查。

3. 治疗原则：凝血功能检查；在备血、开放静脉、抗炎、监护的情况下，进行药物流产＋钳刮术。

案例二

1. 诊断：（1）孕 4 产 0，孕 34 周，LOA；（2）早产临产。

2. 诊断依据：（1）患者月经规律，孕周核对无误，孕期平顺；无合并症存在。（2）现孕34周，不足37周，出现规律宫缩30秒/5分，强度（＋），伴宫颈消失，宫口扩张。

鉴别诊断：应注意与先兆早产鉴别。先兆早产的特点是：不足37周出现宫缩，不甚规律，宫颈管的消失小于75%，宫口扩张小于2 cm。

3．治疗措施：① 卧床休息。② 抑制宫缩。③ 地塞米松促胎肺治疗，预防新生儿呼吸窘迫综合征。④ 如早产不可避免，停抑制宫缩药物，观察产程进展，加强监护，缩短产程。⑤ 准备新生儿复苏。

案例三

1．诊断：过期妊娠。

2．处理：应立即进行剖宫产。患者初孕妇，过期妊娠，宫口开大2 cm，说明处于第一产程潜伏期（8 小时），但该产妇已超过 8 小时，且出现跨耻征阳性，胎头高浮，未入盆，不能经阴道分娩。患者雌激素/肌酐比值为6，说明胎盘功能不良，应立即进行剖宫产。

第七章　妊娠期并发症

【基本要求】

1. 掌握：异位妊娠的临床表现、诊断及处理原则；妊娠期高血压疾病基本病理生理变化、分类、临床表现及处理原则；前置胎盘、胎盘早剥的分类、临床表现及对母儿的危害；羊水量异常的诊断及处理；多胎妊娠的诊断要点、并发症及处理原则。

2. 熟悉：异位妊娠、前置胎盘、胎盘早剥、羊水量异常的病因、病理、鉴别诊断；妊娠期高血压疾病的病因及相关因素；多胎妊娠的类型及特点。

3. 了解：异位妊娠、妊娠期高血压疾病、前置胎盘、胎盘早剥、羊水量异常的预防措施。

4. 具备救治产科休克、子痫的基本技能，能正确观察妊娠并发症孕妇的病情变化，并给予正确诊断与处理。

5. 能与患者及家属进行良好的沟通，并对妊娠并发症患者进行健康教育。

【重点】异位妊娠、妊娠期高血压疾病、前置胎盘、胎盘早剥的诊断要点与处理原则；妊娠期高血压疾病的病理生理变化、分类、临床表现及处理原则。

【难点】异位妊娠的诊断与鉴别诊断；妊娠期高血压疾病的分类及临床表现，子痫前期及子痫的处理。

【习　题】

A1/A2 型题

1. 异位妊娠是指（　　）。

A. 受精卵着床于子宫以外　　B. 受精卵着床于子宫及附件以外

C. 受精卵着床于子宫体腔以外　　D. 受精卵着床于腹腔以外

E. 受精卵着床于附件

2．异位妊娠时，受精卵最易着床的部位是（　　）。

A．腹腔　　B．卵巢

C．输卵管　　D．宫颈

E．阔韧带

3．输卵管妊娠最常见的部位是（　　）。

A．间质部　　B．峡部

C．壶腹部　　D．伞端

E．以上都不是

4．输卵管妊娠最常见的病因是（　　）。

A．慢性输卵管炎　　B．输卵管过长

C．内分泌失调　　D．输卵管妊娠史

E．受精卵游走

5．输卵管妊娠患者就诊的主要症状是（　　）。

A．腹痛　　B．停经

C．阴道出血　　D．晕厥与休克

E．腹部包块

6．输卵管妊娠破裂或流产的常见体征不包括（　　）。

A．阴道后穹窿饱满　　B．宫颈举痛或摇摆痛明显

C．宫颈外口松，开大容一指　　D．子宫稍大而软

E．子宫有漂浮感

7．输卵管妊娠破裂或流产时的腹痛性质为（　　）。

A．钝痛　　B．胀痛

C．撕裂样痛　　D．刀割样痛

E．钻顶样痛

8．输卵管妊娠化学药物治疗的指征不包括（　　）。

A．无禁忌证　　B．包块直径≤3 cm

C．输卵管妊娠未发生破裂或流产　　D．血 β-HCG＜2 000 U/L

E．无明显内出血征象

9．妊娠期高血压疾病多发生在（　　）。

A．妊娠 12 周后　　B．妊娠 16 周后

C．妊娠 20 周后　　D．妊娠 24 周后

E．妊娠 28 周后

10．妊娠期高血压疾病最基本的病理生理变化为（　　）。

A．脑血管痉挛　　B．全身小血管痉挛

C．肾小球毛细血管痉挛　　D．视网膜小动脉痉挛

E．肝细胞坏死

11．妊娠水肿（＋＋）是指（　　）。

A．水肿局限于踝部及小腿，休息后能消退

B．水肿局限于踝部及小腿，休息后不消退

C．水肿延及大腿

D．水肿延及外阴及腹部

E．全身水肿或伴腹水

12．解痉治疗首选药物是（　　）。

A．硫酸镁　　B．地西泮

C．右旋糖苷　　D．异丙嗪

E．葡萄糖酸钙

13．镁中毒时，立即注射（　　）。

A．冬眠合剂　　B．葡萄糖酸钙

C．白蛋白　　D．甘露醇

E．硝酸甘油

14．下列关于子痫患者的处理，错误的是（　　）。

A．密切观察尿量　　B．间断吸氧

C．安排房间光线充足，利于操作　　D．床边加床档，防止外伤

E．保持呼吸道的通畅

15．妊娠 36 周患先兆子痫的初产妇，恰当的处理应是（　　）。

A．行人工破膜引产　　B．积极治疗，等待产程进展

C．立即剖宫产　　D．静脉滴注缩宫素引产

E．治疗 24～48 h 症状改善后终止妊娠

16．用硫酸镁治疗妊娠期高血压疾病时，最早出现的中毒症状是（　　）。

A．心率减慢　　B．呼吸次数减少

C．血压降低　　D．尿量减少

E．膝反射减弱或消失

17．妊娠期高血压患者应用降压药的指征（　　）。

A．舒张压≥90 mmHg　　B．收缩压≥120 mmHg

C．舒张压≥110 mmHg　　D．收缩压≥140 mmHg

E．平均动脉压≥120 mmHg

18．妊娠期高血压疾病主要临床表现为（　　）。

A．胸闷、高血压、水肿　　B．高血压、蛋白尿、水肿

C. 心衰、蛋白尿、高血压　　D. 心悸、蛋白尿、肾衰
E. 低蛋白、高血脂、高胆固醇

19. 子痫发作时孕妇的直接死因是（　　）。
A. 肝功能衰竭　　B. 胎盘早剥
C. 脑出血　　D. 肺水肿
E. 急性肾功能衰竭

20. 下列关于前置胎盘的说法，错误的是（　　）。
A. 胎盘附着在子宫下段
B. 位置低于胎儿先露部
C. 是妊娠早期阴道流血的主要原因
D. 多发生于经产妇
E. 是妊娠晚期严重的并发症

21. 前置胎盘的典型症状是（　　）。
A. 胎心音消失　　B. 妊娠早期阴道流血
C. 子宫较硬而无压痛　　D. 胎位不清楚
E. 妊娠晚期或临产时无痛性反复阴道流血

22. 前置胎盘期待疗法不适用于（　　）。
A. 妊娠不足 34 周　　B. 阴道出血量不多
C. 孕妇全身情况好　　D. 胎龄 36 周以上
E. 胎儿体重小于 2 000 g

23. 胎盘早剥的病因不包括（　　）。
A. 有全身血管病变疾病的孕妇　　B. 腹部受撞击
C. 妊娠晚期，长时间侧卧位　　D. 吸烟
E. 高龄产妇

24. 胎盘早剥的主要病理变化是（　　）。
A. 底蜕膜出血　　B. 包蜕膜出血
C. 真蜕膜出血　　D. 胎盘血管痉挛
E. 全身小动脉痉挛

25. 下列不是III度胎盘早剥的临床表现的是（　　）。
A. 胎位不清　　B. 胎心消失
C. 子宫硬如板状　　D. 剥离面为 1/3
E. 患者血压下降

26. 胎盘早剥的并发症不包括（　　）。
A. 产后出血　　B. 子宫破裂

C．DIC及凝血功能障碍　　D．胎儿宫内死亡
E．急性肾功能衰竭

27．超声诊断羊水过多的标准，正确的是（　　）。
A．羊水指数≥25 cm　　B．羊水指数≥20 cm
C．羊水指数≥18 cm　　D．羊水最大暗区垂直深度≥5 cm
E．羊水最大暗区垂直深度≥6 cm

28．超声诊断羊水过少的标准是羊水指数（　　）。
A．≤5 cm　　B．≤6 cm
C．≤8 cm　　D．≤10 cm
E．≤12 cm

29．胎儿畸形引起羊水过少最多见的是（　　）。
A．无脑儿　　B．脊椎裂
C．食管闭锁　　D．幽门梗阻
E．胎儿泌尿系统畸形

30．下列不属于羊水过多的病因的是（　　）。
A．妊娠合并糖尿病　　B．母儿血型不合
C．多胎妊娠　　D．妊娠合并肾炎
E．胎儿畸形

31．羊水过多采用高位破膜时，不恰当的处理有（　　）。
A．患者抬高臀部
B．破膜后卧床休息待其自然分娩
C．应使羊水缓慢流出
D．放水时腹部扎紧腹带
E．严密观察患者血压、脉搏及阴道出血情况

32．双胎妊娠一般不会引起（　　）。
A．胎膜早破　　B．产后出血
C．妊娠期高血压疾病　　D．贫血
E．过期妊娠

33．下列关于双胎输血综合证的说法，错误的是（　　）。
A．血液从静脉向动脉单向分流　　B．供血儿贫血、血容量减少，发育迟缓
C．受血儿可发生充血性心力衰竭　　D．供血儿可能会因营养不良而死亡
E．受血儿胎儿水肿，羊水过多

34．双胎妊娠分娩，当第一个胎儿娩出后，错误的处理是（　　）。
A．立即断脐，以防第二个胎儿失血

B．明确第二个胎儿的胎位和胎心

C．采取措施，尽快娩出第二个胎儿

D．固定第二个胎儿，保持纵产式

E．定时听取胎心率

35．某女，30 岁，已婚，放环 2 年，停经 48 天，少量阴道出血 3 天，突然右下腹剧烈撕裂样疼痛，BP 80/40 mmHg，右下腹压痛，反跳痛明显，但肌紧张不明显。妇科检查：后穹窿饱满，宫颈举痛（＋），宫口闭，子宫正常大小，呈漂浮感，双附件触诊不满意。本病例最可能的诊断是（　　）。

A．输卵管妊娠　　B．黄体破裂

C．卵巢囊肿蒂扭转　　D．急性阑尾炎

E．先兆流产

36．某女，30 岁，月经后 12 天进行输卵管结扎，术后 3 周阴道少量出血，2 天后排出粉色膜状物，下腹突然剧痛，向肛门放射，腹部有明显压痛、反跳痛，移动性浊音（＋），后穹窿饱满，宫颈举痛，可能的诊断是（　　）。

A．不全流产　　B．盆腔感染

C．黄体破裂　　D．膜样痛经

E．输卵管妊娠破裂

37．某女，28 岁，已婚，停经 50 天，阴道少量出血 4 天，下腹痛 6 小时，妇科检查怀疑输卵管妊娠，目前不必要的检查项目是（　　）。

A．测定基础体温　　B．尿妊娠试验

C．B 型超声检查　　D．诊断性刮宫

E．阴道后穹窿穿刺

38．某孕妇，34 岁，第一胎，宫内孕 38 周，孕 36 周时 BP 120/75 mmHg，体重 60 kg，3 天来常感头晕。检查：BP 165/105 mmHg，体重 63 kg，尿蛋白（＋＋），宫高 30 cm，有不规则收缩，胎心率 130 次/分，首要的处理是（　　）。

A．门诊治疗，密切随访　　B．注射硫酸镁

C．肥皂水灌肠引产　　D．剖宫产

E．人工破膜加缩宫素引产

39．某孕妇，32 岁，妊娠 30 周前检查均正常，31 周出现水肿，35 周出现头痛、眼花，检查 BP 160/110 mmHg，水肿（＋＋＋），蛋白尿（＋＋）。眼底血管痉挛，视网膜水肿，应考虑的诊断是（　　）。

A．重度子痫前期　　B．妊娠期高血压

C．妊娠合并慢性肾炎　　D．妊娠合并慢性高血压

E．轻度子痫前期

40．某孕妇，39 岁，妊娠 36 周，诊断为重度子痫前期，应用硫酸镁 15 g/天治疗 5 天，发现膝腱反射消失，血 Mg^{2+}浓度为 5.7 mmol/L，本病例应首先选择的处理方法是（　　）。

A．立即肌注冬眠合剂半量

B．静脉滴注低分子右旋糖酐 500 mL

C．静注呋塞米 40 mg

D．给 20%甘露醇 250 mL 静脉快速滴注

E．立即停用硫酸镁，并给 10%葡萄糖酸钙 10 mL 缓慢静注

41．某初产妇，27 岁，妊娠 28 周。半夜睡醒发现自己卧在血泊之中，入院呈休克状态，阴道出血稍减少。本例最可能的诊断是（　　）。

A．完全性前置胎盘　　B．部分性前置胎盘

C．子宫破裂　　D．边缘性前置胎盘

E．胎盘早剥

42．某孕妇，30 岁，孕 40 周，第一胎，阴道出血 4 小时，伴有持续性剧烈疼痛，检查子宫硬如木板，压痛，胎心 120 次/分，胎位不清楚，诊断可能性最大的是（　　）。

A．先兆流产　　B．前置胎盘

C．胎盘早剥　　D．宫缩过强

E．早产

43．某孕妇，孕 36 周，血压 180/120 mmHg，现腹部剧痛，面色苍白，脉弱，血压下降至 100/70 mmHg，阴道有少量出血，子宫较妊娠月份大，硬如板状，胎心听不清，应考虑为（　　）。

A．前置胎盘　　B．先兆子宫破裂

C．羊水栓塞　　D．先兆早产

E．Ⅲ度胎盘早期剥离

A3/A4 型题

（1～2 题共用题干）

某女，27 岁，孕 2 产 0，平时月经规律，停经 40 天，右下腹剧痛 4 小时伴头晕，肛门坠胀感，查体：BP 90/60 mmHg，面色苍白，痛苦面容，腹部轻度肌紧张，压痛，反跳痛，尤以右下腹为著，移动性浊音（＋），妇科检查：宫颈举痛（＋），子宫稍大，右侧附件区可触及不规则包块，有压痛，尿 HCG（＋），血红蛋白 10 g/L。

1．本例最可能的诊断是（　　）。

A．急性输卵管炎　　B．卵巢囊肿扭转

C．卵巢黄体破裂　　D．子宫内膜异位囊肿破裂

E．输卵管妊娠破裂

2．最简单可靠的诊断方法是（　　）。

A．血 HCG 测定　　B．B 型超声检查

C．阴道后穹窿穿刺　　D．腹部 X 平片

E．诊断性刮宫

（3～5 题共用题干）

某初产妇，26 岁，孕 36 周，未进行产前检查，诉下肢水肿半月，头痛 3 日，今晨出现视物不清，头痛加重，呕吐 1 次，尿蛋白（＋＋＋）。

3．为患者查体，最可能出现的是（　　）。

A．心率＞110 次/分　　B．血压＞160/110 mmHg

C．脾肿大　　D．肝肿大

E．肾区叩痛

4．若患者血压为 160/108 mmHg，本例最可能的诊断是（　　）。

A．妊娠期高血压　　B．轻度子痫前期

C．重度子痫前期　　D．妊娠期水肿

E．妊娠期蛋白尿

5．若患者出现眼底小动脉痉挛，有视网膜渗出，应选择的治疗药物是（　　）。

A．肼屈嗪　　B．拉贝洛尔

C．硝苯地平　　D．呋塞米

E．硫酸镁

（6～8 题共用题干）

某孕妇，30 岁，孕 35 周，产前检查 BP 180/112 mmHg，拒绝住院治疗，回家后突然腹痛伴阴道流血，BP 75/30 mmHg，P 120 次/分，宫底剑突下 2 指，胎位不清，胎心音消失，宫颈未消失。

6．本例最可能的诊断是（　　）。

A．胎盘早剥　　B．前置胎盘

C．子宫破裂　　D．羊水过多

E．正常产程

7．最有价值的辅助检查是（　　）。

A．血 HCG 测定　　B．B 型超声检查

C．阴道后穹窿穿刺　　D．胎心监护

E．诊断性刮宫

8．最恰当的处理是（　　）。

A．期待治疗　　B．人工破膜

C．立即行剖宫产术　　D．静滴缩宫素

E. 吸氧

（9～10 题共用题干）

某孕妇，33 岁，妊娠 29 周，孕 4 产 0，胎动 1 个月，无明显诱因阴道流血 1 天，无腹痛，无头晕、眼花。查体：T 36.5℃，P 80 次/分，BP 110/70 mmHg。B 超：妊娠单胎，存活，胎盘完全遮盖子宫内口，羊水深度 6.4 cm。

9. 本例最可能的诊断是（　　）。

A. 胎盘早剥　　B. 前置胎盘

C. 羊水过多　　D. 羊水过少

E. 见红

10. 该病例最恰当的处理是（　　）。

A. 期待治疗

B. 人工破膜

C. 立即行剖宫产术

D. 静滴缩宫素

E. 输血补液治疗，待血压、心率稳定，胎心正常后行剖宫产术

（11～13 题共用题干）

某孕妇，27 岁，孕 38 周，胎动减少 3 天。检查宫高 28 cm，胎心 132 次/分，子宫敏感性高，轻微刺激即可诱发宫缩。胎心电子监护检查子宫收缩时出现晚期减速。

11. 本例最可能的诊断是（　　）。

A. 羊水过少　　B. 羊水过多

C. 脐带绕颈　　D. 胎盘早剥

E. 正常产程

12. 最有价值的辅助检查是（　　）。

A. 血常规检查　　B. B 型超声检查

C. 阴道后穹窿穿刺　　D. 胎心监护

E. 阴道检查

13. 最恰当的处理是（　　）。

A. 密切观察　　B. 人工破膜

C. 立即行剖宫产术　　D. 静滴缩宫素

E. 吸氧

B 型题

（1～3 题共用备选答案）

A. 异位妊娠　　B. 妊娠高血压综合征

C．前置胎盘　　　　　　　　　D．胎盘早剥

E．羊水过多

1．能引起急性腹痛的是（　　）。

2．患者可能发生抽搐的是（　　）。

3．妊娠晚期反复无痛性阴道流血的是（　　）。

案例分析题

案例一

某女，29 岁，下腹剧痛，伴头晕、恶心 2 小时，于 2014 年 11 月 5 日急诊入院。平素月经规律，4～5/35 天，量多，无痛经，末次月经 2014 年 9 月 17 日，于 10 月 20 日开始阴道出血，量较少，色暗且淋漓不净，四天来常感头晕、乏力及下腹痛，2 天前曾到某中医门诊诊治，服中药调经后阴道出血量增多，但仍少于平时月经量。今晨上班和下午 14 时有 2 次突感到下腹剧痛，下坠，头晕，并昏倒，遂来急诊。月经 14 岁初潮，量中等，无痛经。25 岁结婚，孕 2 产 1，末次生产 4 年前，带环 3 年。既往体健，否认心、肝、肾等疾患。

查体：T 36℃，P 102 次/分，BP 80/50 mmHg，急性病容，面色苍白，出冷汗，可平卧。心肺无异常。外阴有血迹，阴道畅，宫颈光滑，有举痛，子宫前位，正常大小，稍软，可活动，轻压痛，子宫左后方可触及不规则包块，压痛明显，右侧（－），后陷凹不饱满。

化验：尿妊娠（±），Hb 80 g/L，WBC 10.8×10^9/L，Plt 145×10^9/L。B 超：可见宫内避孕环，子宫左后有 7.8×6.6 cm 囊性包块，形状欠规则，无包膜反射，后陷凹有液性暗区。

思考：

1．请给出初步诊断及诊断依据。

2．本例应与哪些疾病相鉴别？为确定诊断，需行哪些进一步检查？

3．请提出处理原则。

案例二

某孕妇，34 岁，孕 1 产 0，停经 36 周，头痛头晕于 2015 年 4 月 3 日入院。2 周前测 BP 130/90 mmHg，近 1 周感头痛眼花，下肢浮肿，遂来医院就诊。既往体健。查体：一般情况好，BP 160/95 mmHg，心率 80 次/分，呼吸 20 次/分，双下肢浮肿（＋）。产科检查：宫高 32 cm，腹围 100 cm，LOA，头先露，未入盆，胎心 164 次/分，无宫缩。实验室检查：Hb 100 g/L，WBC 12.8×10^9/L，N22%，L28%，PT 147×10^9/L。

思考：

1．请给出初步诊断及诊断依据。

2．为确定诊断，需行哪些进一步检查？

3．请提出处理原则。

案例三

某孕妇，31岁，孕4产0，孕33周，平时月经规律，5/28天。停经43天时少量阴道出血，尿HCG（+），B超提示胎芽0.6 cm，可见胎心搏动，经保胎治疗后血止。孕期无血压高和水肿表现。妊娠33周散步时突然阴道出血，与月经量相似。急诊来院。查：血压100/60 mmHg，心率90次/分，血红蛋白105 g/L，白细胞9.9×10^9/L，宫高30 cm，腹围96 cm，头位，未入盆，无明显宫缩，子宫放松好，胎心140次/分。阴道出血减少，色鲜红。

思考：

1．请给出初步诊断及诊断依据。

2．应与哪些疾病相鉴别？为确定诊断，需行哪些进一步检查？

3．请提出处理原则。

案例四

某孕妇，28岁，妊娠37周，腹部直接受到撞击后发生持续剧烈腹痛4小时入院。检查：BP 80/50 mmHg，心率120次/分，贫血貌，子宫硬，不松弛，有局限性压痛，胎位不清，胎心未闻及，阴道少量流血。肛查宫口未开。

思考：

1．请给出初步诊断及诊断依据。

2．需行哪些进一步检查？

3．请提出处理原则。

【参考答案】

A1/A2型题

1．C　2．C　3．C　4．A　5．A　6．C　7．C　8．E
9．C　10．B　11．C　12．A　13．B　14．C　15．E　16．E
17．C　18．B　19．C　20．C　21．E　22．D　23．C　24．A

25．D　26．B　27．A　28．A　29．E　30．D　31．B　32．E
33．A　34．C　35．A　36．E　37．A　38．B　39．A　40．E
41．A　42．C　43．E

A3/A4 型题

1．E　2．C　3．B　4．C　5．E　6．A　7．B　8．C
9．B　10．A　11．A　12．B　13．C

B 型题

1．A　2．B　3．C

案例分析题

案例一

1．诊断：异位妊娠（左侧输卵管妊娠破裂）、失血性休克、中度贫血。诊断依据：① 有突发下腹痛，伴有急性失血和休克表现；② 有停经史和阴道不规则出血史；③ 宫颈举痛，子宫左后可触及包块；④ B 超可见囊性包块，后陷凹有液性暗区。

2．需与下述疾病鉴别：① 卵巢滤泡或黄体囊肿破裂；② 外科急腹症：急性阑尾炎、穿孔；③ 内科腹痛：急性肠炎、菌痢等。进一步检查：① 后穹窿穿刺；② 尿、粪常规；③ 必要时内镜超声协助。

3．治疗原则：① 输液，必要时输血，抗休克；② 开腹探查，清洗腹腔，左输卵管切除；③ 抗感染、纠正贫血等。

案例二

1．初步诊断：子痫前期重度。

诊断依据：患者近 1 周感头痛眼花，下肢浮肿，BP 160/95 mmHg，双下肢浮肿（＋），尿常规示尿蛋白（＋＋）。

2．需进一步检查：胎心监护；B 超看胎儿宫内情况、胎盘成熟度、脐动脉血流；眼底检查；24 小时尿蛋白定量；肝肾功能；电解质；凝血功能。

3．处理原则：① 休息：充足睡眠，左侧卧位，吸氧；② 镇静：适当选用地西泮等镇静药物消除孕妇的焦虑和精神紧张；③ 解痉：首选硫酸镁；④ 密切监测母胎状态：NST 等；⑤ 治疗 12～24 小时后剖宫产终止妊娠；⑥ 其他对症治疗。

案例三

1．诊断：① 孕4产0，孕33周，头位；② 前置胎盘。诊断依据：3次流产史，孕晚期无痛性阴道出血；无宫缩，子宫放松好；B超提示胎盘下缘距宫颈内口1.5 cm。

2．鉴别诊断：① 胎盘早剥：常并发重度子痫前期或有外伤史，腹痛伴或不伴阴道出血，B超提示胎盘与宫壁之间有低回声区，过敏宫缩。重度胎盘早剥常有板状腹和血红蛋白降低。② 先兆早产：规律性宫缩，阴道出血一般少于月经量，胎心监护无异常。

尚需做以下进一步检查：① B超提示胎盘下缘距宫颈内口1.5 cm；② 胎心监护：看胎儿有无缺氧情况。

3．治疗原则：① 止血、抑制宫缩；② 促胎肺成熟；③ 抗生素预防感染；④ 加强母儿监护，如继续出血，则开放静脉，补液，配血，做好输血准备，并尽早剖宫产手术。

案例四

1．诊断：Ⅲ度胎盘早剥；休克。诊断依据：患者腹部直接受到撞击后有持续剧烈腹痛，BP 80/50 mmHg，P 120次/分，贫血貌，子宫硬，不松弛，有局限性压痛，胎位不清，胎心未闻及，阴道少量流血。

2．应进一步急查凝血功能。

3．处理原则：纠正休克的同时，行剖宫产手术。

第八章　妊娠期合并症

【基本要求】

1. 掌握：妊娠、分娩对心脏病的影响；妊娠合并病毒性肝炎的预防；妊娠合并糖尿病的诊断。

2. 熟悉：妊娠合并心脏病诊治；妊娠合并病毒性肺炎的诊断；妊娠合并糖尿病的治疗。

3. 了解：妊娠合并病毒性肝炎的处理；妊娠合并缺铁性贫血的诊治；妊娠合并性传播疾病的诊治。

4. 具备妊娠合并心脏病、病毒性肝炎、糖尿病、缺铁性贫血等疾病诊治的基本技能，对妊娠合并症能够正确诊断和初步处理。

5. 能与患者及家属进行良好的沟通，开展妊娠合并症相关知识的健康教育；能开展妊娠合并病毒性肝炎、性传播疾病的预防工作。

【重点】妊娠、分娩对心脏病的影响；妊娠合并病毒性肝炎的预防；妊娠合并糖尿病的诊断。

【难点】妊娠并发症的病因、病理、鉴别诊断及预防。

【习　题】

A1/A2 型题

1．妊娠合并心脏病最常见的是（　　）。

A．风湿性心脏病　　B．先天性心脏病

C．心肌炎　　D．缩窄性心脏病

E．高血压疾病性心脏病

2．下列关于妊娠合并心脏病的叙述，错误的是（　　）。

A．心功能不全可以发生早产、胎儿宫内窘迫等

B．孕 32～34 周时血容量达到最高峰

C．产后 24 小时内是心力衰竭的高发期

D．是孕产妇死亡的主要原因之一

E．产后 2～6 周逐渐恢复正常

3．妊娠合并心脏病，心功能Ⅲ级的诊断依据是（　　）。

A．一般体力活动不受限　　B．一般体力活动轻度受限

C．一般体力活动明显受限　　D．一般体力活动严重受限

E．能从事任何体力劳动

4．妊娠合并心脏病患者可以妊娠的是（　　）。

A．心功能Ⅰ～Ⅱ级者　　B．心功能Ⅲ～Ⅳ级者

C．既往肺动脉高压者　　D．一般体力活动明显受限者

E．休息时有心悸、呼吸困难者

5．妊娠合并心脏病患者妊娠 20 周后产前检查的次数为（　　）。

A．每周 1 次　　B．每 2 周 1 次

C．每 3 周 1 次　　D．每 4 周 1 次

E．每 6 周 1 次

6．下列不是妊娠合并心脏病患者早期心衰体征的是（　　）。

A．轻微活动后即感胸闷、心悸、气短

B．休息时，心率＞110 次/分

C．休息时，呼吸＞20 次/分

D．肺底出现少量持续性湿啰音，咳嗽后消失

E．夜间常因胸闷而坐起呼吸

7．下列关于妊娠合并心脏病孕妇分娩期血流动力学变化的叙述，错误的是（　　）。

A．第一产程，规律宫缩使周围循环阻力增加，回心血量减少

B．第二产程，宫缩强度加大，腹肌收缩，周围循环阻力增大

C．第二产程，腹压增高使内脏血流涌向心脏，回心血量增加

D．第三产程，子宫迅速缩小，腹压骤降，大量血液流向内脏，回心血量减少

E．第三产程，胎儿娩出后，胎盘血液循环停止，大量血液回流进入体循环

8．对妊娠合并心脏病患者，在第一产程中处理不当的是（　　）。

A．吸氧　　B．灌肠，促进产程进展

C．抗生素预防感染　　D．严密监测生命体征

E．适当应用镇静止痛剂

9. 下列对妊娠合并心脏病患者的分娩期处理，不正确的是（　　）。

A. 间歇吸氧

B. 适当选用镇静止痛剂

C. 尽量减少产妇屏气用力

D. 胎儿娩出后，产妇腹部立即用沙袋加压

E. 产后出血时，立即静脉注射麦角新碱

10. 下列对妊娠合并心脏病患者产褥期的健康指导，正确的是（　　）。

A. 产后 12 小时内绝对卧床休息

B. 产后 24 小时内应下床活动

C. 可以母乳喂养

D. 一般不用抗生素预防感染

E. 产后 72 小时内应充分休息并密切监护

11. 下列不属于病毒性肝炎对妊娠的影响的是（　　）。

A. 妊娠反应减轻　　B. 易发生流产

C. 易出现胎儿窘迫　　D. 母婴传播

E. 妊娠高血压发生率增高

12. 妊娠合并病毒性肝炎，对产妇威胁最大的是（　　）。

A. 易合并妊娠期高血压疾病

B. 易发生胎儿宫内窘迫

C. 易发生宫缩乏力，产程延长

D. 易发生早产，围产死亡率增加

E. 易发展为重型肝炎，并发 DIC，孕产妇死亡率高

13. 对妊娠合并病毒性患者，下列处理错误的是（　　）。

A. 经治疗病情好转的可继续妊娠

B. 治疗效果不好的孕妇，应考虑终止妊娠

C. 非重型肝炎分娩方式以产科指征为主

D. 妊娠晚期及早终止妊娠

E. 病情严重者应考虑剖宫产

14. 下列关于妊娠期糖尿病对胎儿和新生儿的影响的叙述，错误的是（　　）。

A. 巨大儿发生率增加　　B. 容易出现新生儿高血糖

C. 畸形儿发生率增加　　D. 胎儿生长受限

E. 容易发生新生儿呼吸窘迫综合征

15. 对妊娠期糖尿病有确诊意义的是（　　）。

A. 孕期有“三多”症状　　B. 既往有巨大儿、畸形儿病史

C．有妊娠期糖尿病病史　　D．空腹血糖测定、75g OGTT

E．有糖尿病家族史

16．妊娠期糖尿病血糖控制标准为（　　）。

A．空腹血糖值≤6.1 mmol/L　　B．餐后 2 小时血糖值≤7.8 mmol/L

C．餐前血糖值 4.4～6.7 mmol/L　　D．夜间血糖值≤6.8 mmol/L

E．空腹血糖值 3.3～5.3 mmol/L

17．下列对妊娠期糖尿病的处理，错误的是（　　）。

A．产后胰岛素的用量应减少

B．阴道分娩过程中应监测血糖

C．均应采取剖宫产终止妊娠

D．大多数 GDM 孕妇通过生活方式干预即可控制血糖

E．妊娠期糖尿病酮症酸中毒应用小剂量胰岛素静脉滴注

18．某风心病患者，28 岁，妊娠 38 周，无心衰及头盆不称，宫口开大 10 cm，S^{+3}，正确的处理是（　　）。

A．等待自然分娩　　B．手术助产缩短第二产程

C．立即剖宫产　　D．缩宫素加强宫缩缩短产程

E．以上说法都不对

19．某女，28 岁，妊娠 34 周，10 天前开始感觉乏力、食欲差，近 5 天病情加重，伴呕吐，巩膜发黄，神智欠清而入院，BP 135/90 mmHg，SGPT 35U，胆红素 176 μmol/L，尿蛋白（—）。其最可能的诊断是（　　）。

A．妊娠脂肪肝　　B．妊娠肝内胆汁淤积症

C．妊娠合并重症肝炎　　D．药物性肝炎

E．妊娠期高血压疾病肝损害

20．某女，29 岁，孕 1 产 0，孕 32 周，感头昏、乏力、食欲差半月余，查体：胎位、胎心及骨盆测量均正常，血红蛋白 80 g/L，红细胞压积 25%。其诊断应首先考虑（　　）。

A．巨幼红细胞性贫血　　B．缺铁性贫血

C．地中海贫血　　D．再生障碍性贫血

E．以上都不是

21．某孕妇，27 岁，妊娠 28 周，产前检查确诊为缺铁性贫血，首选的治疗措施是（　　）。

A．口服叶酸　　B．口服铁剂

C．少量多次输血　　D．维生素 B_{12} 肌注

E．中成药补血

A3/A4 型题

（1～3 题共用题干）

某初产妇，26 岁，停经 9 个月，胎动 5 个月，规律腹痛 3 小时。既往患先心病室间隔缺损。日常体力劳动时心悸、气短，休息时好转，夜间能平卧。检查：BP 120 / 80 mmHg，P 90 次 / 分，R 18 次 / 分，心尖部闻及III级收缩期杂音。

1．下列检查或处理不合适的是（　　）。

A．测量宫高、腹围，估计胎儿大小

B．立即行剖宫产术

C．进行胎儿超声测量，估计胎儿大小、胎儿位置、羊水量

D．进行骨盆测量，估计头盆关系

E．超声波心脏结构与功能检查

2．该产妇的心功能属于（　　）。

A．0 级　　B．I 级

C．II级　　D．III级

E．IV级

3．若胎儿超声测量，胎儿 BPD 9.2 cm、FL 7.0 cm、羊水平段 4.2 cm，胎心 142 次 / 分，骨盆测量未见异常，正确的处理应是（　　）。

A．行术前准备，尽早行剖宫产

B．静脉滴注缩宫素，尽可能缩短产程

C．待产观察，必要时肌注哌替啶

D．胎儿娩出后立即肌内注射麦角新碱

E．灌肠，促进产程进展

（4～7 题共用题干）

某孕妇，29 岁，孕 2 产 0，现妊娠 35 周，既往孕 24 周因脊柱裂胎儿而行引产 1 次。此次妊娠早期经过顺利。妊娠 32 周时，超声检查发现羊水过多，胎儿大于妊娠周数，未见明显畸形。孕妇体态肥胖，近期有多饮、多食、多尿症状。

4．本例首先考虑的诊断是（　　）。

A．妊娠合并病毒性肝炎　　B．胎儿消化道畸形

C．妊娠期糖尿病　　D．缺铁性贫血

E．母儿血型不合

5．为明确诊断应首选的检查项目是（　　）。

A．血常规检查　　B．尿常规检查

C．夫妻双方血型检查　　D．口服葡萄糖耐量试验

E．羊水甲胎蛋白测定

6．明确诊断后，首选的治疗方法是（　　）。

A．胰岛素试行治疗　　B．控制饮食治疗

C．肾上腺皮质激素治疗　　D．磺脲类降糖药试行治疗

E．终止妊娠

7．该病不会对妊娠产生的影响是（　　）。

A．难产发生率增高　　B．胎儿畸形发生率增高

C．过期妊娠发生率增高　　D．妊娠期高血压疾病发生率增高

E．围生儿死亡率增高

（8～9 题共用题干）

某孕妇，26 岁，妊娠 36 周，尿频、尿急、尿痛 3 天，伴阴道分泌物增多。查体：尿道口及宫颈口均可见脓性分泌物。

8．本例首先考虑的诊断是（　　）。

A．妊娠合并滴虫性阴道炎　　B．妊娠合并外阴化脓性感染

C．妊娠合并梅毒　　D．妊娠合并淋病

E．妊娠合并巨细胞病毒感染

9．为确诊首选的检查是（　　）。

A．尿培养　　B．血常规检查

C．血清学检查　　D．羊水检查

E．分泌物培养

案例分析题

案例一

某女，30 岁，经产妇，第二次妊娠。从 30 周起常有心悸、气短，并出现双下肢水肿，近一周觉阵发性呼吸困难，咳嗽，痰中有血丝，当地医院按“慢性支气管炎”给予青霉素每天静滴，因觉腹阵痛 3 小时急诊入院。

体格检查：T 36.9℃，P 100 次/分，R 22 次/分，BP 120/80 mmHg。口唇轻度青紫，心界向左扩大，心率 100 次/分，第一心音亢进，心尖区可听到局限的、低调的隆隆样舒张中、晚期杂音，双肺底部可听到持续性湿鸣音。妊娠腹型，宫高 30 cm，腹围 90 cm，胎头下方，未入盆，胎位左枕前位，胎心 136 次/分，宫缩间歇 3～5 分钟，持续 40～50 秒，肛诊宫口开大 4 cm，胎胞形成，未破，骨盆测量正常范围。

辅助检查：血常规 WBC 9.6×10^9/L，Hb 120 g/L。心电图 P 波增宽且有切迹，电轴右

偏，V_1 导联上 R 波增高，大于 S 波。

思考：

1．提出诊断和诊断依据。

2．本症最常见的并发症有哪些？

3．分娩时如何处理？

案例二

女，35 岁，孕 2 产 0，妊娠 24 周，常规产前检查，因 50 g 糖筛 10.8 mmol/L，进行了一系列相关检查，最终 OGTT 结果显示空腹及服糖后 1 小时、2 小时、3 小时血糖分别为 5.9 mmol/L、11.3 mmol/L、8.4 mmol/L、5.8 mmol/L。既往：2012 年人流一次。否认慢性病史，否认药敏史。

查体：BP 125/80 mmhg，P 76 次/分，R 16 次/分，T 36.4℃。一般情况好，心肺听诊正常，双下肢无水肿。

产科检查：宫高 25 cm，腹围 104 cm，胎儿头位。胎心 146 次/分。

思考：

1．提出诊断及诊断依据。

2．应如何处理？

【参考答案】

A1/A2 型题

1．B　2．C　3．C　4．A　5．A　6．D　7．A　8．B
9．E　10．E　11．A　12．E　13．D　14．B　15．D　16．E
17．C　18．C　19．B　20．B　21．B

A3/A4 型题

1．B　2．C　3．C　4．C　5．D　6．B　7．C　8．D
9．E

案例分析题

案例一

1．诊断：孕2产1，妊娠37周，妊娠合并心脏病（风心病二尖瓣狭窄），心力衰竭。诊断依据：① 心悸，气短，咳嗽，咯血症状；② 心率快，心尖部舒张期杂音，双肺底湿鸣间体征；③ 心电图改变。以上均支持妊娠合并心脏病，心衰诊断。

2．妊娠合并二尖瓣狭窄最常见并发症为肺水肿和心力衰竭，患者未孕时可能无任何临床症状，妊娠后血容量增加和血液动力学改变，使大量血液通过狭窄的瓣膜口，左房不能克服二尖瓣狭窄所产生的机械性障碍，导致左房压骤增，从而使肺静脉及毛细血管压力增高，大量血清渗出至肺泡，造成急性肺水肿和左心衰竭。这种情况尤在分娩时和分娩结束时更为明显，是致死的主要原因。

3．本例为经产妇，且宫口已开大4 cm，产力好，胎儿不大，可在严密观察下经阴道分娩。首先以广谱抗生素预防感染，其次适当使用镇静剂使产妇保持安静，吸氧，给毛地黄类药物（因患者已出现心衰），宫口开全要防止产妇出血较多，可给缩宫素10～20 U肌注，忌用麦角新碱。

案例二

1．诊断：① 孕2产0，孕24周，头位；② 妊娠期糖尿病。诊断依据：患者月经规律，孕周核对无误，孕期平顺。既往体健，人流一次。现孕24周，OGTT空腹血糖大于5.6 mmol/L，服糖后1小时血糖大于10.3 mmol/L，均异常，故GDM诊断成立。

2．处理：① 完善化验，行血糖、尿糖、尿酮体检查；血生化检查，糖化血红蛋白、眼底检查等。② 控制血糖：饮食调整，必要时胰岛素治疗。③ B超了解胎儿情况，必要时行胎儿超声心动检查。

第九章　胎儿发育异常及死胎

【基本要求】

1. 掌握：胎儿生长受限的定义；胎儿窘迫的诊断和处理。

2. 熟悉：胎儿生长受限的诊治；死胎的诊断和处理。

3. 了解：胎儿常见的先天畸形的诊治。

4. 具备胎儿生长受限、胎儿窘迫的基本诊疗技能，能对胎儿发育异常正确诊断和处理。

5. 能与患者及家属进行良好的沟通；胎儿发育异常及死胎行产科处理后，能进行优生优育的宣教。

【重点】胎儿窘迫的诊断和处理。

【难点】胎儿生长受限的诊断和处理；死胎的处理。

【习　题】

A1/A2 型题

1．下列关于胎儿生长受限的说法，错误的是（　　）。

A．体重低于同胎龄平均体重 2 个标准差

B．治疗后 FGR 无改善，胎儿停止生长 3 周以上者应终止妊娠

C．可继续妊娠时，应严密监测妊娠至足月，不应超过预产期

D．尽量经阴道分娩

E．治疗越早效果越好

2．下列不是胎儿生长受限的常见原因的是（　　）。

A．染色体异常　　B．妊娠合并重度贫血

C．弓形虫感染　　D．脐带绕颈

E．妊娠高血压疾病

3．胎儿先天畸形最常见的是（　　）。

A．无脑儿　　B．脑积水

C．开放性脊柱裂　　D．脑脊膜膨出

E．腭裂

4．下列检查结果不符合脑积水的是（　　）。

A．胎头宽大　　B．阴道检查颅缝宽大，颅骨薄而软

C．胎心位置高　　D．胎头周径显著大于腹周径

E．甲胎蛋白一定增高

5．胎儿急性缺氧的早期表现为（　　）。

A．胎动频繁　　B．胎动次数减少

C．胎动无变化　　D．胎动减弱

E．胎动消失

6．急性胎儿窘迫时，胎心变化不会出现的是（　　）。

A．重度变异减速　　B．胎心基线＜110 bpm

C．胎心早期减速　　D．胎心晚期减速

E．基线变异≤5 bpm

7．下列不属于引起死胎的病因的是（　　）。

A．前置胎盘　　B．脐带打结

C．妊娠期糖尿病　　D．妊娠合并高血压疾病

E．宫颈内口松弛

8．下列关于死胎的叙述，错误的是（　　）。

A．死胎易发生 DIC

B．一经确认，应予引产

C．死胎是指妊娠 20 周后胎儿在宫内死亡

D．宫底停止升高是死胎最可靠的诊断依据

E．超过 4 周未排出者，应做凝血功能检查

9．下列关于死胎的处理，错误的是（　　）。

A．死胎一经确诊，应立即引产

B．尽量经阴道分娩

C．备新鲜血液预防产后出血

D．若纤维蛋白原<1.5 g/L，可用肝素治疗 24～48 小时后，再进行引产

E．禁羊膜腔内注射缩宫素引产

10．某女，30 岁，第一胎，孕 38 周，胎动消失一个月，全身乏力，食欲不振，尿 E3 检查 2 mg/24 小时，超声波检查未见胎心及胎动波，宫底脐上 2 指，未听到胎心，诊

断死胎入院。体检：BP 102/70 mmHg，P 80 次/分，R 20 次/分，心肺无殊。对该孕妇首选的措施是（　　）。

A．缩宫素静脉滴注　　B．羊膜腔内注入依沙丫啶

C．缩宫素肌肉注射　　D．凝血功能检查

E．肝素治疗

11．某女，32 岁，孕 1 产 0，孕 32 周。定期产前检查，体重三次未增加，宫高 28 cm，胎儿双顶径 77 mm，羊水深 50 mm，BP 140/90 mmHg，蛋白尿（－）。其诊断应该是（　　）。

A．羊水过少　　B．慢性高血压

C．慢性肾炎　　D．羊水过多

E．妊娠期高血压＋FGR

12．某孕妇，35 岁，停经 22 周，尚未出现胎动，化验 AFP 呈高值，尿 E3 呈低值。B 超探查见不到圆形颅骨光环，头端有不规则“瘤结”。本例最可能的诊断是（　　）。

A．无脑儿　　B．脑积水

C．脊柱裂　　D．脑膨出

E．腭裂

13．某初产妇，27 岁，妊娠 40 周，规律宫缩 2 小时，自然破膜 8 小时，宫口开大 3 cm，胎心 116 次 / 分，胎心监护有多个晚期减速出现。本例正确的处置是（　　）。

A．等待自然分娩　　B．继续观察胎心变化

C．立即行剖宫产术　　D．静脉滴注缩宫素，加速产程进展

E．等待宫口开全，产钳助产

14．某初产妇，26 岁，妊娠 40 周，规律宫缩 24 小时，检查宫口开大 4 cm，胎头前囟位于耻骨联合后方，胎膜已破，羊水浑浊绿色，胎心 104 次 / 分。本例正确的处理是（　　）。

A．立即行剖宫产术　　B．等待自然分娩

C．静脉滴注缩宫素　　D．等待宫口开全，产钳助产

E．吸氧，严密观察产程进展

A3/A4 型题

（1～2 题共用题干）

某经产妇，宫内妊娠 40 周，孕 2 产 1，头位，规律宫缩 5 小时，自然破水，羊水 10 mL，III度污染，胎心 140～150 次 / 分。

1．对该孕妇重要的处理是（　　）。

A．持续吸氧，左侧卧位　　B．胎心监护

C．立即行剖宫产术　　D．消毒后内诊检查了解宫口扩大情况

E．静脉滴注缩宫素，加速产程进展

2．经检查宫口开全，先露部已达坐骨棘平面以下 3 cm。正确的处理是（　　）。

A．立即行剖宫产术，并做好新生儿抢救准备

B．持续吸氧，指导产妇屏气用力，阴道助产，做好新生儿抢救准备

C．指导产妇屏气用力，开放静脉，纠正产妇酸中毒

D．等待自然分娩

E．腹部加压

（3～4 题共用题干）

某初产妇，24 岁，妊娠 40 周，产程进展顺利，宫口开全半小时，头先露，LOA，胎儿电子监护示晚期减速。B 超提示脐带绕颈。

3．本例的诊断是（　）。

A．急性胎儿窘迫　　B．慢性胎儿窘迫

C．胎儿心功能不全　　D．脐带脱垂

E．羊水栓塞

4．应采取的处理措施是（　　）。

A．立即行剖宫产术　　B．等待自然分娩

C．静脉滴注缩宫素　　D．产钳助产

E．严密监测胎心

B 型题

（1～2 题共用备选答案）

A．分娩期　　B．妊娠早期

C．妊娠晚期　　D．妊娠中期

E．产褥期

1．急性胎儿窘迫多发生在（　　）。

2．慢性胎儿窘迫常发生在（　　）。

（3～6 题共用备选答案）

A．死胎　　B．死产

C．早产　　D．流产

E．过期产

3．妊娠 20 周以后胎儿在子宫内死亡称为（　　）。

4．胎儿在分娩过程中死亡称为（　　）。

5．平时月经规律，妊娠超过 42 周分娩者称为（　　）。

6．妊娠满 28 周，但不满 37 周分娩者称为（　　）。

案例分析题

某初产妇，28 岁，停经 39 周。自述下腹痛半天，1 天前阴道流水，清亮。B 超示脐带绕颈 1 周，胎心监护示有反应型。入院 1 小时后出现规律宫缩，每次宫缩时，产妇因紧张大喊大叫，约 4 小时后，产妇喊叫时屏气用力。监测胎心 60 次/分，立即给予吸氧，胎心监护示胎心极不规则，70～180 次/分。阴道检查：宫口开大 3 cm，宫颈厚，头先露，S^{-2}。

思考：

1．本例最可能的诊断是什么？

2．应如何处理？

【参考答案】

A1/A2 型题

1．D　2．D　3．A　4．E　5．A　6．C　7．E　8．D

9．E　10．D　11．E　12．A　13．C　14．A

A3/A4 型题

1．D　2．B　3．A　4．D

B 型题

1．A　2．C　3．A　4．B　5．E　6．C

案例分析题

1．诊断：急性胎儿宫内窘迫。

2．处理：上推胎头，立即行剖宫产终止妊娠。

第十章　正常分娩

【基本要求】

1. 掌握：分娩、早产、足月产等相关定义；影响分娩的因素；临产及产程分期。

2. 熟悉：先兆临产；枕先露的分娩机制；各产程的临床经过及处理。

3. 了解：分娩镇痛。

4. 具备使用胎儿监护仪的基本技能；能正确观察产程；能进行正常分娩的接生。

5. 能与产妇及家属进行良好的沟通，能帮助和指导产妇顺利度过分娩期。

【重点】分娩、早产、足月产的定义，影响分娩的因素，临产的标志，产程分期，各产程的临床经过及处理，胎盘剥离的征象，新生儿 Apgar 评分。

【难点】分娩时子宫收缩力的特点，临产后软产道的变化，分娩机制。

【习　题】

A1/A2 型题

1. 分娩的影响因素不包括（　　）。

A. 产力　　B. 产道

C. 产妇体重　　D. 胎儿

E. 产妇的精神和心理

2. 分娩时最主要的产力是（　　）。

A. 子宫收缩力　　B. 腹肌收缩力

C. 膈肌收缩力　　D. 盆底肌收缩力

E. 肛提肌收缩力

3．临产后，正常子宫收缩的特点不包括（　　）。

A．节律性　　B．对称性

C．极性　　D．持续性

E．缩复作用

4．下列关于子宫收缩的极性的叙述，正确的是（　　）。

A．子宫下段收缩力的强度约是宫底部的 1 倍

B．宫底部收缩力的强度约是子宫下段的 1 倍

C．子宫下段收缩力的强度约是宫底部的 2 倍

D．宫底部收缩力的强度约是子宫下段的 2 倍

E．子宫下段收缩力的强度与宫底部相等

5．下列关于临产后子宫收缩特点的描述，正确的是（　　）。

A．正常宫缩是宫体肌随意、有节律的阵发性收缩

B．正常宫缩起自两侧宫角，以微波形式缓慢向宫底中线集中

C．子宫收缩力以下段最强、最持久

D．宫缩强度随产程进展逐渐增强

E．宫缩时，宫体肌纤维缩短变宽，间歇期放松，并可恢复到原来长度

6．软产道不包括（　　）。

A．子宫上段　　B．子宫下段

C．子宫颈　　D．阴道

E．盆底软组织

7．下列关于临产后软产道变化的叙述，错误的是（　　）。

A．宫颈管逐渐变短、消失

B．宫颈口逐渐扩张

C．子宫下段逐渐拉长可达 7～10 cm

D．初产妇的宫颈管消失与宫口扩张同时进行

E．会阴体由 5 cm 厚变薄至 2～4 cm

8．临产后宫颈的变化是（　　）。

A．初产妇多是宫颈管消失与宫口扩张同时进行

B．经产妇多是宫颈管先消失，然后宫口扩张

C．宫颈管消失过程先是形成漏斗状，后逐渐短缩直至消失

D．形成前羊膜囊后，宫口不易扩张

E．破膜后胎先露部直接压迫宫颈，影响宫口扩张速度

9．下列正常胎位分娩机制的概念，错误的是（　　）。

A．衔接：胎头颅骨最低点接近或达到坐骨棘水平

B．下降：胎头沿骨盆轴持续前进

C．俯屈：胎头以枕额径进入骨盆腔降至骨盆底时，胎头枕部进一步俯屈

D．内旋转：胎头矢状缝与中骨盆及骨盆出口前后径相一致

E．仰伸：胎头仰伸，胎头顶、额、鼻、口、颏相继娩出

10．分娩即将开始比较可靠的征兆是（　　）。

A．腹痛　　B．不规律宫缩

C．胎儿下降感　　D．见红

E．阴道分泌物增多

11．临产开始的标志是（　　）。

A．胎膜早破　　B．见红

C．不规律的子宫收缩　　D．胎儿下降感

E．规律的子宫收缩

12．下列关于产程的说法，错误的是（　　）。

A．第一产程从规律宫缩开始至宫口开全为止

B．初产妇第一产程需 6～8 小时

C．从宫口开全至胎儿娩出，经产妇仅需数分钟

D．从胎儿娩出到胎盘娩出，一般需要 5～15 分钟

E．第三产程又称胎盘娩出期

13．从胎儿娩出至胎盘娩出的时间一般为（　　）。

A．5～10 分钟，不超过 15 分钟　　B．5～10 分钟，不超过 30 分钟

C．5～15 分钟，不超过 30 分钟　　D．5～15 分钟，不超过 20 分钟

E．10～15 分钟，不超过 30 分钟

14．下列关于初产妇产程时间的叙述，正确的是（　　）。

A．总产程可超过 24 小时　　B．第一产程约 6～8 小时

C．第一产程不超过 10 小时　　D．第二产程约 1～2 小时

E．第三产程不超过 20 分钟

15．分娩过程中，判断胎先露高低的标志是（　　）。

A．入口平面　　B．出口平面

C．中骨盆平面　　D．坐骨棘水平

E．骨盆最大平面

16．破膜多发生在（　　）。

A．见红后　　B．规律宫缩开始后

C．宫口近开全时　　D．宫口开始扩张时

E．胎先露下降时

17. 下列关于临产后听胎心音的说法，正确的是（　　）。

A. 潜伏期应每隔 2～3 小时听 1 次

B. 活跃期应每隔 1～2 小时听 1 次

C. 应在宫缩间歇期听胎心

D. 应在宫缩时听胎心

E. 每次听诊 20～30 秒

18. 枕先露肛诊或阴道检查时，胎头下降程度为＋1 是指（　　）。

A. 胎头颅骨最低点在坐骨棘平面下 1 cm

B. 胎头颅骨最低点在坐骨结节下 1 cm

C. 胎头颅骨最低点在坐骨棘平面上 1 cm

D. 胎头颅骨最低点在坐骨结节上 1 cm

E. 胎头颅骨最低点平坐骨棘平面

19. 产时肛查的目的不包括（　　）。

A. 了解宫颈软硬度、厚薄　　B. 确定胎先露下降程度

C. 查清胎膜是否破裂　　D. 了解脐带有无先露

E. 了解骨盆腔的形状与大小

20. 下列对产妇临产后所做的处理，错误的是（　　）。

A. 用肥皂水清洗外阴

B. 应多做肛门检查或阴道检查，随时了解宫口扩张、胎先露下降情况

C. 鼓励产妇少量多餐，进食清淡而富有营养的食物

D. 鼓励产妇每 2～4 小时排尿 1 次

E. 根据产妇具体情况，可行温肥皂水灌肠

21. 产程进展的标志是（　　）。

A. 产妇一般情况　　B. 宫缩频度

C. 宫缩强度　　D. 胎心率及胎位

E. 胎头下降及宫口扩张程度

22. 将初产妇送到产房准备接生的时间为（　　）。

A. 宫口开 4 cm　　B. 宫口开 5 cm

C. 宫口开 7 cm　　D. 宫口开全

E. 破膜后

23. 接生前产妇外阴的消毒应该是（　　）。

A. 先用 2.5%碘酊消毒，再用 75%酒精脱碘

B. 用 1∶5 000 高锰酸钾液消毒外阴

C. 用碘伏按顺序消毒外阴

D．用 0.1%新洁尔灭消毒外阴

E．先用肥皂水棉球擦洗，再用温开水冲净，最后用聚维酮碘由内向外消毒

24．第二产程中，开始保护会阴的时间为（　　）。

A．宫口开全时　　B．胎头娩出后

C．胎头俯屈时　　D．胎头仰伸时

E．胎头拨露使阴唇后联合紧张时

25．胎头娩出后的第一个动作是（　　）。

A．内旋　　B．仰伸

C．外旋　　D．复位

E．俯屈

26．正常分娩中，可以结束保护会阴的时间为（　　）。

A．胎头拨露　　B．胎头着冠

C．胎头娩出后　　D．双肩娩出后

E．胎体全部娩出后

27．下列不是胎盘剥离的征象的是（　　）。

A．子宫体变硬呈球形，宫底升高

B．外露的脐带自行延长

C．阴道少量流血

D．胎儿娩出后 15 分钟

E．轻压子宫下段，宫体上升而外露的脐带不再回缩

28．胎儿娩出后首要的处理是（　　）。

A．Apgar 评分　　B．清理呼吸道

C．结扎脐带　　D．体格检查

E．吸吮

29．新生儿 Apgar 评分的内容不包括（　　）。

A．呼吸　　B．心率

C．体温　　D．喉反射

E．肌张力

30．用粗丝线结扎法断脐时，应在（　　）。

A．距脐根 0.5 cm 处结扎 1 道粗丝线

B．距脐根 1 cm 处结扎 1 道粗丝线

C．距脐根 0.5 cm 处及 1 cm 处分别结扎 2 道粗丝线

D．距脐根 1 cm 处及 2 cm 处分别结扎 2 道粗丝线

E．距脐根 0.5 cm、1 cm 及 1.5 cm 处分别结扎 3 道粗丝线

31. 胎盘娩出后发现少许胎膜残留，此时应（ ）。

A. 给予宫缩剂待其自然排出

B. 在无菌操作下手伸入宫腔取出残留组织

C. 刮宫

D. 1 周后刮宫

E. 徒手剥离胎膜组织

32. 正常分娩出血量一般不超过（ ）。

A. 100 mL　　B. 200 mL

C. 300 mL　　D. 400 mL

E. 500 mL

33. 产妇产后在产室观察 2 小时，其内容不包括（ ）。

A. 会阴、阴道有无血肿　　B. 子宫底高度

C. 阴道流血量　　D. 膀胱有无充盈

E. 乳汁分泌情况

34. 下列对第三产程的处理，错误的是（ ）。

A. 胎儿娩出后应立即挤压子宫，促使胎盘娩出

B. 胎盘娩出后详细检查胎盘胎膜是否完整

C. 检查阴道、会阴有无裂伤

D. 第三产程结束后，产妇在产房观察 2 小时

E. 产后 2 小时情况良好，护送到休养室

35. 某产妇，30 岁，孕 1 产 0，孕 41 周，临产 8 小时。肛查：宫口开全，胎膜已破，LOA，双顶径已达坐骨棘水平，胎心率 150 次/分，应首先考虑的是（ ）。

A. 立即剖宫产　　B. 消毒外阴

C. 准备产包　　D. 洗手准备接生

E. 观察胎头是否已达到阴道口

36. 某初产妇，产程顺利，宫口开全 1 小时，胎头已拨露，胎心好，应采取的措施是（ ）。

A. 立即剖宫产　　B. 产钳助产

C. 胎头吸引器助产　　D. 静脉滴注缩宫素

E. 等待自然分娩

37. 某初产妇，孕 40 周，规律宫缩 12 小时，阴道流水 8 小时，肛查：宫口开大 5 cm，先露棘下 1 cm，其诊断为（ ）。

A. 正常潜伏期　　B. 临产先兆

C. 正常活跃期　　D. 进入第三产程

E．潜伏期延长

38．某经产妇，孕3产2，无难产史，孕39周。3小时前开始规律收缩。急诊检查：宫缩持续45秒，间隔3分钟，胎心140次/分，头位，宫口开4 cm，羊膜囊明显突出，骨盆检查正常。此时最恰当的处理是（　　）。

A．急诊留观　　B．破膜后住院

C．立即住院待产　　D．急送产房准备接生

E．灌肠以促进产程，减少污染

39．某产妇，临产4小时，宫缩25～35秒，间隔4～5分钟，胎心140次/分，先露浮，突然阴道流水，色清，宫口开1指，下列处理不当的是（　　）。

A．立即听胎心

B．记录破膜时间

C．卧床抬高臀部

D．鼓励产妇在宫缩时，运用腹压加速产程进展

E．超过12小时尚未分娩，加用抗生素

40．某新生儿出生时全身粉红，心率105次/分，呼吸缓慢不规则，四肢活动好，刺激喉部有些动作，其Apgar评分为（　　）。

A．5分　　B．6分

C．8分　　D．9分

E．10分

A3/A4型题

（1～3题共用题干）

某初产妇，31岁，孕39周，于昨天晚上感觉腹部一阵阵发紧，每半小时一次，每次持续3～5分钟，今天早上孕妇感觉腹部疼痛，每5～6分钟一次，每次持续40秒左右。

1．昨天晚上该孕妇的情况属于（　　）。

A．出现规律宫缩　　B．由于孕妇紧张造成的宫缩，尚未临产

C．临产先兆　　D．进入第一产程

E．进入第二产程

2．今天早上该孕妇的情况属于（　　）。

A．出现规律宫缩　　B．由于孕妇紧张造成的宫缩，尚未临产

C．临产先兆　　D．进入第二产程

E．进入第三产程

3. 若孕妇出现规律宫缩 8 小时后感肛门坠胀，阴道检查：宫口开全。此时不能进行的处理是（　　）。

A. 温肥皂水灌肠　　B. 指导产妇使用腹压

C. 保持合适体位　　D. 每隔 10 分钟听一次胎心

E. 冲洗消毒外阴，准备接生

（4～6 题共用题干）

某女，28 岁，孕 1 产 0，妊娠 37^{+5} 周，规律宫缩 7 小时，宫口开大 3 cm，未破膜，枕左前位，估计胎儿体重 2 800 g，胎心 148 次/分，骨盆外测量未见异常。

4. 此时恰当的处理是（　　）。

A. 给予子宫收缩抑制剂，使其维持至妊娠 40 周

B. 等待自然分娩

C. 人工破膜，产钳助产

D. 静滴缩宫素，加速产程进展

E. 行剖宫产术

5. 若不久出现胎心变快，168 次/分，此时恰当的处理是（　　）。

A. 立即行剖宫产术　　B. 吸氧，左侧卧位

C. 继续严密监测胎心　　D. 推入产房，准备接生

E. 指导产妇使用腹压

6. 若宫口已开全，胎头拨露达半小时，此时的处理应是（　　）。

A. 肌注哌替啶 100 mg　　B. 静推葡萄糖＋维生素 C

C. 静滴缩宫素，加强宫缩　　D. 会阴侧切，产钳助产

E. 立即剖宫产

B 型题

（1～3 题共用题干）

A. 在宫缩时进行　　B. 每 1～2 小时 1 次

C. 每次听诊 1 分钟　　D. 每 5～10 分钟 1 次

E. 每 15～30 分钟 1 次

1. 胎心听诊，潜伏期应（　　）。

2. 胎心听诊，活跃期应（　　）。

3. 胎心听诊，第二产程应（　　）。

（4～6 题共用题干）

A. 衔接　　B. 下降

C. 俯屈　　D. 内旋转

E．复位与外旋转

4．胎头双顶径进入骨盆入口平面为（　　）。

5．贯穿于分娩全过程的是（　　）。

6．胎头仰伸娩出后的第一个动作是（　　）。

（7～9 题共用题干）

A．潜伏期　　B．活跃期

C．第一产程　　D．第二产程

E．第三产程

7．从规律宫缩开始至宫口开全为（　　）。

8．从宫口开全至胎儿娩出为（　　）。

9．从胎儿娩出至胎盘胎膜娩出为（　　）。

（10～12 题共用题干）

A．妊娠满 28 周至不满 37 足周期间分娩

B．妊娠满 37 周至不满 42 足周期间分娩

C．妊娠满 42 周及以后分娩

D．妊娠满 28 周及以上，胎儿及其附属物自临产开始到自母体娩出的全过程

E．胎儿先露部通过产道时，为了适应产道的形状与大小被迫地进行适应性转动，以其最小径线通过产道的全过程

10．早产是指（　　）。

11．足月产是指（　　）。

12．分娩是指（　　）。

案例分析题

某初孕妇，27 岁，孕 39 周，阵发性腹痛 3 小时来院就诊。检查：宫缩 40 秒/5～6 分钟，头先露 S^{+3}，宫颈管已消失，宫颈软，宫口扩张 2 cm。

思考：

1．该孕妇是否临产？诊断依据是什么？

2．应如何进一步观察和处理？

【参考答案】

A1/A2 型题

1. C　2. A　3. D　4. D　5. D　6. A　7. D　8. C
9. B　10. D　11. E　12. B　13. C　14. D　15. D　16. C
17. C　18. A　19. D　20. B　21. E　22. D　23. E　24. E
25. D　26. D　27. D　28. B　29. C　30. C　31. A　32. C
33. E　34. A　35. E　36. E　37. C　38. D　39. D　40. C

A3/A4 型题

1. C　2. A　3. A　4. B　5. B　6. D

B 型题

1. B　2. E　3. D　4. A　5. B　6. E　7. C　8. D
9. E　10. A　11. B　12. D

案例分析题

1. 该孕妇已临产。诊断依据：阵发性腹痛 3 小时，宫缩 40 秒/5～6 分钟，胎头 S^{+3}，宫颈管已消失，宫颈软，宫口扩张 2 cm。

2.（1）第一产程的临床表现为规律宫缩、宫口扩张、胎头下降、胎膜破裂。在此过程中应注意产妇的饮食、活动与休息、排尿与排便，及时给予精神安慰，严密观察血压、宫缩、胎心变化，肛门检查或阴道检查了解宫口扩张、胎头下降及胎膜破裂情况。

（2）第二产程的临床表现为规律宫缩、产妇屏气、肛门松弛、胎头拨露、胎头着冠、胎儿娩出。在此过程中应密切监测胎心，指导产妇使用腹压，做好接生准备，然后接生。

（3）第三产程的临床表现为胎盘剥离与娩出。新生儿处理：清理新生儿呼吸道、新生儿 Apgar 评分、脐带处理等。产妇处理：协助胎盘娩出，检查胎盘胎膜，检查软产道，预防产后出血，产后观察 2 小时。

第十一章　异常分娩

【基本要求】

1. 掌握：宫缩乏力的诊断和处理；骨盆狭窄的类型、诊断及处理原则。

2. 熟悉：宫缩过强的诊断及处理原则；胎位异常的诊断及分娩机制。

3. 了解：宫缩乏力的病因及对母儿的影响；软产道异常的类型及处理原则。

4. 具备观察产程的能力，能及时发现难产倾向，并能正确处理难产。

5. 关爱产妇，能与产妇及家属进行良好的沟通。能对产妇进行产时、产后健康指导。

【重点】宫缩乏力的病因、临床表现、诊断及处理；骨产道异常的分类、诊断及处理。

【难点】胎位异常的临床表现、诊断及处理原则。

【习　题】

A1/A2 型题

1. 产程开始时宫缩正常，产程进展到一定阶段后，宫缩减弱，称为（　　）。

A. 低张性宫缩乏力　　B. 高张性宫缩乏力

C. 原发性宫缩乏力　　D. 继发性宫缩乏力

E. 正常子宫收缩乏力

2. 子宫收缩乏力的原因不包括（　　）。

A. 头盆不称　　B. 羊水过多

C. 产妇精神过度紧张　　D. 临产后使用大量镇静剂

E. 临产后产妇体内前列腺素过多

3. 协调性宫缩乏力的特点是（　　）。

A. 宫缩持续时间长、间歇时间短

B．收缩力强

C．宫缩具有正常节律性、对称性和极性

D．宫缩失去正常的节律性、对称性，极性倒置

E．兴奋点来自子宫的一处或多处

4．下列属于潜伏期延长的是（　　）。

A．从规律宫缩开始后 16 小时，宫口扩张到 2 cm

B．初产妇宫口开全 2 小时尚未分娩

C．初产妇经 8 小时宫口扩张到 2 cm

D．8 小时前宫口扩张 3 cm，现宫口尚未开全

E．初产妇经 16 小时宫口扩张到 5 cm

5．下列属于第二产程停滞的是（　　）。

A．从规律宫缩开始，经 16 小时宫口扩张至 2 cm

B．初产妇宫口开全超过 2 小时尚未分娩

C．宫口开至 5 cm，2 小时后仍为 5 cm

D．8 小时前宫口扩张 3 cm，现宫口尚未开全

E．宫口开全已 1 小时，胎头下降无进展

6．滞产是指总产程超过（　　）。

A．10 小时　　B．12 小时

C．18 小时　　D．24 小时

E．32 小时

7．初产妇活跃期延长是指超过（　　）。

A．8 小时　　B．10 小时

C．12 小时　　D．14 小时

E．16 小时

8．子宫收缩乏力对产妇的影响不包括（　　）。

A．产程延长　　B．产后出血

C．病理性缩复环　　D．产褥感染

E．尿瘘

9．用缩宫素静脉滴注催产，5%葡萄糖液 500 mL 加入缩宫素的量是（　　）。

A．0.5 U　　B．1.5 U

C．2.5 U　　D．4 U

E．5 U

10．下列静脉滴注缩宫素的方法，正确的是（　　）。

A．胎儿窘迫时可用

B．缩宫素加入葡萄糖液内，再行静脉滴注

C．先调节滴速，再加缩宫素

D．出现宫缩过强，减慢缩宫素滴速

E．加入缩宫素后，将滴速调快

11．不协调性宫缩乏力，为恢复其正常节律性及极性，应（　　）。

A．剖宫产　　B．静滴缩宫素

C．肌注哌替啶　　D．人工破膜

E．以上都不是

12．急产是指总产程不超过（　　）。

A．12 小时　　B．10 小时

C．8 小时　　D．5 小时

E．3 小时

13．下列关于骨盆狭窄的诊断，正确的是（　　）。

A．骨盆各平面径线均小于正常值 1 cm 为均小骨盆

B．胎头跨耻征阴性提示骨盆入口狭窄

C．对角径＜11 cm 为骨盆入口平面狭窄

D．坐骨结节间径与出口后矢状径之和＜16 cm 为骨盆出口平面狭窄

E．坐骨棘间径＜10 cm，坐骨切迹宽度＜2 横指为中骨盆平面狭窄

14．下列是骨盆出口平面狭窄的是（　　）。

A．骶耻外径＜18 cm

B．坐骨棘间径＜10 cm

C．对角径＜11.5 cm

D．坐骨结节间径过短

E．坐骨结节间径与后矢状径之和＜15 cm

15．下列为漏斗骨盆的是（　　）。

A．骶耻外径＜18 cm

B．坐骨棘间径和坐骨结节间径过短

C．对角径＜11.5 cm

D．坐骨结节间径过短

E．坐骨结节间径与后矢状径之和＜15 cm

16．下列可以人工破膜的是（　　）。

A．臀位，宫口扩张 3 cm　　B．头盆不称

C．胎头已入盆，宫口扩张 1 cm　　D．头盆相称，宫口扩张 5 cm

E．以上均可

17．试产时间一般为（　　）。

A．2～4 小时　　B．3～5 小时

C．4～6 小时　　D．5～7 小时

E．6～8 小时

18．臀先露不包括（　　）。

A．单臀先露　　B．混合臀先露

C．单足先露　　D．双足先露

E．肩先露

19．某孕妇妊娠 28 周，产检发现为臀先露，应采取的措施是（　　）。

A．胸膝卧位　　B．激光照射

C．外倒转术　　D．艾灸至阴穴

E．等待自然转为头先露

20．选用外倒转术纠正臀先露的最佳时期是（　　）。

A．妊娠 26～28 周　　B．妊娠 28～30 周

C．妊娠 30～32 周　　D．妊娠 32～34 周

E．妊娠 34～36 周

21．对母儿最不利的胎位是（　　）。

A．头先露　　B．臀先露

C．肩先露　　D．持续性枕后位

E．持续性枕前位

22．巨大儿是指胎儿出生体重达到或超过（　　）。

A．3 000 g　　B．3 500 g

C．4 000 g　　D．4 500 g

E．5 000 g

23．某女，28 岁，孕 38 周，上午 9 时有规律宫缩而入院。宫缩 35 秒/4～5 分，于 19 时宫口开一指，先露 S^{-1}，给予缩宫素 2.5 U 后，宫缩转为中等强度，40 秒/2～3 分，产妇一般情况好，3 小时后宫口开 4 cm，先露为 S^{-1}，此时应（　　）。

A．哌替啶 100 mg 肌注

B．阴道检查排除骨产道异常后人工破膜

C．立即行剖宫产

D．等待自然分娩

E．继续滴注缩宫素

24. 某初产妇，孕 40 周，已临产 2 小时。右枕前位，胎心良，宫口开大 4 cm 入院。2.5 小时后再次肛诊宫口扩张无进展，本例最可能的诊断是（　　）。

A. 潜伏期延长　　B. 活跃期延长
C. 活跃期停滞　　D. 第二产程延长
E. 第二产程停滞

25. 某初产妇，孕 40 周，产力正常，胎心 140 次/分，头位，双顶径 10 cm，先露浮，宫口 2 cm，对角径 11.5 cm，正确的处理是（　　）。

A. 肌注哌替啶　　B. 等待自然分娩
C. 人工破膜　　D. 立即行剖宫产
E. 静滴缩宫素

26. 某初产妇，孕 39 周，估计胎儿 3 800 g，临产 10 小时入院，查宫底剑突下 1 指，枕左前位，胎心好，宫缩强，宫口扩张 4 cm，胎头跨耻征阳性，正确的处理是（　　）。

A. 等待自然分娩　　B. 试产
C. 剖宫产术　　D. 缩宫素静点
E. 宫口开全后产钳助产

27. 某初产妇，26 岁，孕 1 产 0，孕 40 周，阵发性腹痛 6 小时入院。骶耻外径 18 cm，坐骨结节间径 8 cm，查宫高 38 cm，腹围 98 cm，骶左前，胎心 140 次/分，肛查，宫口扩张 3 cm，未破膜，足先露，入院后 5 小时宫缩 30 秒/6～7 分，产程无进展，最恰当的处理是（　　）。

A. 静滴缩宫素　　B. 温肥皂水灌肠
C. 宫口开全后产钳助产　　D. 剖宫产
E. 等待自然分娩

28. 某产妇，孕 1 产 0，足月临产 14 小时，宫口开 7 cm，产程进展缓慢，胎心 140～150 次/分，胎头矢状缝与坐骨棘间径一致，枕骨在母体右侧，S^{+1}。最恰当的处理是（　　）。

A. 立即剖宫产　　B. 宫口开全后产钳助产
C. 胎头吸引术　　D. 静滴缩宫素
E. 等待自然分娩

29. 某初孕妇，妊娠 39^{+5} 周，骨盆测量坐骨结节间径为 7 cm，出口后矢状径 7 cm，ROA，估计胎儿体重约 3 500 g，现已规律宫缩 4 小时，宫口开大 2 cm。最佳处理是（　　）。

A. 产钳助产　　B. 等待自然分娩
C. 剖宫产术　　D. 胎头吸引术
E. 会阴侧切，阴道助产

30. 某初产妇，28 岁，妊娠 40 周，规律宫缩 12 小时。近 2 小时产程无进展，产妇呼喊疼痛，腹部拒按，子宫呈痉挛性收缩，胎位触不清，胎心听不清。肛查宫口开大 3 cm，

胎头 S^{+1}。正确的处理是（　　）。

A．立即行剖宫产术　　B．肌内注射哌替啶 100 mg

C．静脉滴注缩宫素　　D．胎头吸引术

E．阴道检查后再决定分娩方式

A3/A4 型题

（1～2 题共用题干）

某初产妇，妊娠 40 周，规律宫缩 18 小时。查：宫口扩张 6 cm，宫缩渐弱，20～30 秒/6～7 分钟，2 小时后复查，宫口仍开大 6 cm，S^{-1}，骨盆外测量正常范围，胎心率 130～150 次/分，规律。

1．该产妇属于（　　）。

A．潜伏期延长　　B．活跃期延长

C．活跃期停滞　　D．第二产程延长

E．第二产程停滞

2．首选的处理措施是（　　）。

A．静滴缩宫素　　B．立即行剖宫产术

C．肌注哌替啶　　D．等待自然分娩

E．温肥皂水灌肠

（3～6 题共用题干）

某初产妇，26 岁，妊娠 37 周，规律宫缩 7 小时，宫口开大 3 cm，未破膜，枕左前位，估计胎儿体重 2 550 g，胎心 148 次/分，骨盆外测量未见异常。

3．此时恰当的处理是（　　）。

A．给予宫缩抑制剂，使其维持至妊娠 40 周

B．人工破膜加速产程进展

C．等待自然分娩

D．静脉滴注缩宫素

E．立即行剖宫产术

4．若不久出现胎心快，168 次/分，此时恰当的处理是（　　）。

A．吸氧，左侧卧位　　B．立即行剖宫产术

C．静脉滴注维生素 C　　D．无需处理

E．静脉滴注缩宫素

5．若胎心恢复正常，但宫缩减弱，产程进展已达 15 小时，胎膜已破，宫口仅开大 6 cm，此时恰当处理应是（　　）。

A．人工破膜加速产程进展　　B．等待自然分娩

C．立即剖宫产　　D．肌注哌替啶

E．静脉滴注缩宫素加强宫缩

6．若宫口已开全，胎头拨露达半小时，此时应（　　）。

A．肌注哌替啶 100 mg　　B．自然分娩

C．静脉滴注缩宫素　　D．会阴切开，产钳助产

E．立即剖宫产

（7～10 共用题干）

某初产妇，25 岁，妊娠 39 周，规律宫缩 3 小时，枕右前位，胎心 136 次/分，骨盆外测量未见异常，B 型超声测胎头双顶径值为 9.4 cm，羊水平段 3 cm。

7．此时最恰当的处置是（　　）。

A．行剖宫产术　　B．静脉滴注缩宫素

C．肌注哌替啶　　D．温肥皂水灌肠

E．严密观察产程进展情况

8．经观察，第一产程潜伏期已达 17 小时，子宫收缩 30 秒/8～10 分钟，胎心 142 次/分，胎头已入盆，先露 S^{+1}，孕妇自述排尿困难，肠胀气。此时的处理应是（　　）。

A．导尿并留置导尿管　　B．立即行剖宫产术

C．人工破膜　　D．静脉滴注缩宫素

E．静注地西泮 10 mg

9．宫口已开全 2 小时，宫缩减弱，肛查盆腔后部空虚，阴道检查先露 S^{+4}，胎头前囟在骨盆左前方。此时的处理方法应是（　　）。

A．行剖宫产术

B．吸氧，静注地西泮

C．静脉滴注缩宫素加速产程进展，经阴道分娩

D．会阴侧切，徒手转正胎头，产钳助娩

E．静注葡萄糖注射液内加维生素 C，同时肌注哌替啶

B 型题

（1～2 共用备选答案）

A．扁平骨盆　　B．漏斗骨盆

C．均小骨盆　　D．畸形骨盆

E．正常女性型骨盆

1．某孕妇髂棘间径 24 cm，骶耻外径 19 cm，坐骨结节间径 7 cm，坐骨棘间径 9 cm，该孕妇的骨盆为（　　）。

2．某孕妇髂棘间径 24 cm，骶耻外径 16 cm，坐骨结节间径 9 cm，坐骨棘间径 10 cm，

该孕妇的骨盆为（　　）。

3．某孕妇髂棘间径 21 cm，髂嵴间径 23 cm，骶耻外径 16 cm，坐骨结节间径 7 cm，该孕妇的骨盆为（　　）。

4．某孕妇跛足，腰骶部菱形窝不对称，该孕妇的骨盆为（　　）。

5．某孕妇髂棘间径 24 cm，骶耻外径 19 cm，坐骨结节间径 9 cm，坐骨棘间径 10 cm，该孕妇的骨盆为（　　）。

（6～10 题共用备选答案）

A．初产妇从规律宫缩开始至宫口扩张 3 cm 超过 16 小时

B．初产妇宫口开全 2 小时尚未分娩

C．活跃期后，宫口不再扩张超过 4 小时

D．初产妇宫口扩张 3 cm 后经 8 小时，宫口仍未开全

E．宫口开全已 1 小时，胎头下降无进展

6．潜伏期延长是指（　　）。

7．活跃期延长是指（　　）。

8．活跃期停滞是指（　　）。

9．第二产程停滞是指（　　）。

10．第二产程延长是指（　　）。

案例分析题

案例一

某产妇，30 岁，孕 1 产 0，孕 40 周，不规律腹痛 1 天，于 22 时入院。平素月经规律，在本院定期产前检查，无合并症及并发症。胎儿头位，估计 3 700 g，骨盆各径线正常。于凌晨 2 时出现规律宫缩，40 秒/4～5 分钟，强度（±）。4 小时后，宫缩 40 秒/3～4 分钟，强度（＋），查宫颈消失，宫口扩张 1 cm，先露 S^{-2}，考虑患者前驱期较长，给予杜冷丁 100 mg 肌注，产妇休息。第二日 10 时，宫缩 30～45 秒/3～4 分钟，强度（＋），宫口扩张 3 cm。12 时宫缩欠佳，20～25 秒/4～5 分钟，强度（±），查宫口扩张 3＋cm，先露 $S^{-1.5}$，左枕后位，进行了一系列处理后，于 14 时查宫口开大 3＋cm，先露 $S^{-1.5}$，左枕后位，宫颈水肿，产瘤 2 cm×2 cm，轻度颅骨重叠。

思考：

1．本例诊断是什么？诊断依据是什么？

2．应如何与其他异常情况鉴别诊断？

3．请给出最合适的处理。

案例二

某产妇，29 岁，第一胎，妊娠 40 周，12 小时前开始腹阵痛，伴阴道少量流血，无阴道流液，来诊。

体格检查：BP 120/80 mmHg，P 96 次/分，心肺检查正常。妊娠腹型，宫高 32 cm，腹围 97 cm，胎头下方，已入盆，胎心位于脐左下方，140 次/分。骨盆测量 23—25—18—8.5 cm，骶耻内径 12.5 cm，坐骨棘间径 9 cm，坐骨切迹 4 cm，骶凹浅弧。肛诊宫口开大 5 cm，胎胞饱满，胎头于坐骨棘平面（S=0），宫缩间歇 3～4 分钟，持续 30～40 秒。

入院后阴道试产，1 小时后产妇于宫缩时开始屏气用力加腹压，肛诊宫口开大 6 cm，行人工破膜，羊水色清，胎头矢状缝位于母体骨盆右斜径上，大囟门在骨盆右前方。4 小时后宫口开全，胎心 140 次/分，阴道检查胎头，产瘤形成，颅骨重叠，囟门及矢状缝触不清，胎儿耳廓位于耻骨联合下 1～2 点处，耳屏朝后，胎头位置 S^{+1}。

思考：

1. 本例诊断及诊断依据是什么？
2. 产妇为什么过早使用腹压？
3. 应如何完成分娩机转？
4. 本例最合适的处理是什么？

【参考答案】

A1/A2 型题

1. D　2. E　3. C　4. A　5. E　6. D　7. A　8. C
9. C　10. C　11. C　12. E　13. E　14. E　15. B　16. D
17. A　18. E　19. E　20. D　21. C　22. C　23. B　24. C
25. D　26. C　27. D　28. A　29. C　30. B

A3/A4 型题

1. C　2. A　3. C　4. A　5. E　6. D　7. E　8. E
9. D

B 型题

1. B 2. A 3. C 4. D 5. E 6. A 7. D 8. C
9. E 10. B

案例分析题

案例一

1. 诊断：孕 1 产 0，孕 40 周，LOP，活胎临产，活跃期停滞，继发性宫缩乏力。诊断依据：自然临产，第二日 10 时进入活跃期，后进展欠佳，治疗效果不好，出现宫颈水肿、产瘤、颅骨重叠，10 时至 14 时宫口未扩张，胎头无下降，产程没有进展，故活跃期停滞诊断明确。分析原因，为低张性子宫收缩乏力所致。潜伏期宫缩尚可，进入活跃期后宫缩强度减弱，故为继发性宫缩乏力。

2. 继发性宫缩乏力需与原发性宫缩乏力鉴别。原发性宫缩乏力为产程一开始就出现，即真正临产后即出现宫缩收缩力弱；而继发性则指到活跃期后宫缩强度转弱，使产程延长或停滞。

3. 产程进展缓慢或延长，引起的因素可包括产力、产道、胎儿及精神因素。本病例胎儿中等大，骨盆各径线正常，分析病例为低张性宫缩乏力造成产程停滞，可行人工破膜，宫颈封闭，配合缩宫素静脉滴注，使宫缩 30～50 秒/3 分钟，强度（＋），若宫缩有效，经试产 2～4 小时无进展，说明头盆不称，应及时剖宫产结束分娩。

案例二

1. 诊断：孕 1 产 0，孕 40 周，活胎临产，持续性枕后位（枕左后），中骨盆狭窄。诊断依据：（1）第一胎妊娠 40 周，12 小时前开始腹阵痛，宫口开全，产妇进入分娩二期，即胎儿娩出期。（2）骨盆内测量中骨盆横径＜10 cm，坐骨切迹＜4.5～5.5 cm，骶凹浅弧，说明有中骨盆狭窄。（3）诊断持续性枕后位依据：① 产妇过早使用腹压，往往提示枕后位。② 阴道检查胎头矢状缝位于骨盆右斜径上，大囟门在骨盆右前方，宫口开全时虽上述特点触不清，但耳廓和耳屏位置及所指方向可确定胎头为枕左后位。

2. 正常胎位分娩时，当宫口开全、胎头下降至骨盆出口压迫盆底组织时，产妇可有排便感，并不由自主地产生向下屏气用力的动作。而枕后位时，当宫口开大 4～5 cm 时枕骨即可压迫直肠，使产妇产生肛门坠胀而过早使用腹压，常可使产妇体力过度消耗，宫颈水肿，产程延长。

3. 枕左后位的胎头枕部在中骨盆向后转 45°，使矢状缝与骨盆前后径一致，胎儿大囟在前，小囟在后，成正枕后位分娩。如胎头俯屈较好，以大囟为支点，胎头先俯屈娩出顶部及枕部，再仰伸娩出额部及面部。如胎头俯屈较差，则以鼻根为支点，先俯屈娩出额部、顶部及枕部，后仰伸娩出面部。

4．本例宫口已开全，胎心尚好，胎头已达坐骨棘下 1 cm，可等待胎头继续下降。当胎头达坐骨棘下 3 cm 时，可用胎头吸引器助产，也可徒手使枕部转成正枕前位或正枕后位时用产钳助产。

第十二章　分娩期并发症

【基本要求】

1. 掌握：胎膜早破、子宫破裂、产后出血的诊断和处理。

2. 熟悉：胎膜早破、子宫破裂、产后出血、羊水栓塞的概念；羊水栓塞的诊断与处理。

3. 了解：胎膜早破、子宫破裂、产后出血、羊水栓塞的病因与预防。

4. 具备对上述分娩期并发症正确诊断和急救的能力。

5. 能与患者及家属进行良好的沟通，开展产时、产后健康教育；能开展农村、社区产后出血的预防工作。

【重点】胎膜早破、子宫破裂、产后出血、羊水栓塞的概念、诊断和处理。

【难点】产后出血原因的诊断，羊水栓塞的病理生理。

【习　题】

A1/A2 型题

1．胎膜早破是指（　　）。

A．胎膜在临产前破裂　　B．胎膜在潜伏期破裂
C．胎膜在活跃期破裂　　D．胎膜在第一产程末即破
E．胎膜在胎头娩出前破裂

2．应用抗生素的指标是破膜超过（　　）。

A．6 小时　　B．8 小时
C．10 小时　　D．12 小时
E．14 小时

3．下列对胎膜早破的处理，错误的是（　　）。

A．记录破膜时间　　B．勤听胎心

C．勤做肛门检查和阴道检查　　D．破膜后观察羊水的颜色、量

E．绝对卧床

4．当发生胎膜早破时，孕妇宜采取的体位是（　　）。

A．平卧位　　B．左侧卧位

C．头低足高位　　D．右侧卧位

E．头高足低位

5．胎膜早破产妇，其阴道流出液的pH为（　　）。

A．4.5～5.5　　B．5.5～6.5

C．≥6.5　　D．≤6.5

E．7.0～7.5

6．下列不属于胎膜早破的表现的是（　　）。

A．孕妇突感阴道流液

B．羊膜镜检查看不到前羊水囊

C．石蕊试纸测阴道流出液pH<6.5

D．阴道液涂片用苏丹III染色见橘黄色脂肪小粒

E．羊膜腔感染时血C-反应蛋白阳性

7．下列关于胎膜早破的预防，错误的是（　　）。

A．妊娠晚期禁止性生活　　B．妊娠30周左右及时纠正胎方位

C．积极治疗下生殖道感染　　D．骨盆狭窄者提前入院待产

E．宫颈内口松弛者，行宫颈环扎术

8．下列不属于子宫破裂的病因的是（　　）。

A．羊水过多　　B．骨盆狭窄

C．瘢痕子宫　　D．外伤

E．宫缩剂使用不当

9．下列不是先兆子宫破裂的临床表现的是（　　）。

A．血压下降　　B．出现病理性缩复环

C．胎心不清　　D．排尿困难

E．血尿

10．一旦确诊先兆子宫破裂，首选的措施是（　　）。

A．抗休克，静脉输液、输血　　B．立即抑制宫缩

C．行阴道助产，尽快结束分娩　　D．立即剖宫产

E．大量抗生素预防感染

11．下列关于子宫破裂的预防，错误的是（　　）。

A．产道异常者提前入院待产

B．严密观察产程进展

C．前次剖宫产切口为子宫体部切口者应行剖宫产

D．胎儿娩出前禁止肌注缩宫素

E．对先兆子宫破裂者，及时应用缩宫素

12．产后出血是指（　　）。

A．分娩过程中阴道出血量超过 300 mL

B．分娩过程中阴道出血量超过 500 mL

C．胎儿娩出后 24 小时内失血量超过 300 mL

D．胎儿娩出后 24 小时内失血量超过 500 mL

E．胎盘娩出后 24 小时内失血量超过 500 mL

13．产后出血最常见的原因是（　　）。

A．胎盘滞留　　B．胎盘植入

C．宫缩乏力　　D．软产道裂伤

E．凝血功能障碍

14．产后出血多发生在产后（　　）。

A．2 小时内　　B．4 小时内

C．6 小时内　　D．8 小时内

E．12 小时内

15．阴道分娩时，肛门括约肌已断裂，直肠黏膜未伤及，其损伤程度为（　　）。

A．Ⅰ度　　B．Ⅱ度

C．Ⅲ度　　D．Ⅳ度

E．Ⅴ度

16．第三产程中，过早牵拉脐带可造成（　　）。

A．胎盘剥离后滞留　　B．胎盘粘连

C．胎盘剥离不全　　D．胎盘嵌顿

E．胎盘植入

17．因凝血功能障碍导致产后出血的病因不包括（　　）。

A．羊水栓塞　　B．胎盘早剥

C．死胎　　D．过期妊娠

E．妊娠期高血压疾病

18．产后出血的处理原则是（　　）。

A．输血、抗休克、抗感染　　B．止血、扩容、抗休克、抗感染

C．切除子宫、扩容、抗感染　　D．切除子宫、止血、抗感染

E．输血、扩容、抗感染

19．胎儿娩出后，随即阴道大量出血，最佳的处理方法是（　　）。

A．立即人工剥离胎盘　　B．按摩子宫

C．阴道检查有无软产道裂伤　　D．检查凝血功能

E．立即注射缩宫素

20．引起产后出血的原因中，首先考虑切除子宫止血的是（　　）。

A．宫缩乏力　　B．胎盘滞留

C．胎盘植入　　D．胎盘粘连

E．凝血功能障碍

21．下列关于产后出血的预防，错误的是（　　）。

A．凡有血液病不宜妊娠者应及时终止妊娠

B．加强产前检查并及时纠正

C．严密观察产程进展，及时应用缩宫素

D．双胎妊娠，在第一胎肩部娩出后应肌注麦角新碱 0.2 mg

E．产后 2 小时内在分娩室严密观察宫缩及阴道流血情况

22．羊水栓塞的诱因不包括（　　）。

A．宫缩乏力　　B．宫缩过强

C．胎膜破裂　　D．前置胎盘

E．剖宫产术

23．羊水栓塞的临床表现不包括（　　）。

A．血压下降　　B．阴道大量流血

C．少尿、无尿　　D．呼吸困难

E．阴道流血有大块凝血

24．某初孕妇，孕 38 周，因“胎膜早破”入院。检查：胎头高浮，胎心 130 次 / 分，医生让患者抬高臀部，目的是为防止（　　）。

A．羊水栓塞　　B．脐带脱垂

C．感染　　D．产后出血

E．子宫破裂

25．某初孕妇，27 岁，妊娠 36 周因“胎膜早破”入院。检查：头先露，其余正常。下列处理措施错误的是（　　）。

A．定期肛查　　B．保持外阴清洁

C．严密观察胎心变化　　D．绝对卧床休息

E．严密观察流出羊水性状

26．某初产妇，26岁，妊娠41周，临产后7小时出现烦躁不安，自述下腹疼痛难忍。检查腹部见病理缩复环，下腹拒按，胎心听不清，导尿为血尿。此例应诊断为（　　）。

A．先兆子宫破裂　　B．子宫破裂

C．胎盘早剥　　D．羊水栓塞

E．胎膜早破

27．某初孕妇，26岁，妊娠40周，因“胎膜早破”入院。不久出现规律宫缩，因宫缩乏力静滴缩宫素，随后宫缩增强，2小时后发现胎心不规律，随后产妇自述下腹剧痛伴少量阴道流血。腹部检查：腹壁紧张，未听及胎心，宫口开大4 cm，胎头高浮，阴道内手指向上推动时流出大量血性液体。本例最可能的诊断是（　　）。

A．软产道裂伤　　B．胎盘早剥

C．先兆子宫破裂　　D．子宫破裂

E．胎盘边缘静脉窦破裂

28．某初产妇，急产娩一男婴，体重3 900 g，胎盘娩出后半小时内有较多量间歇性阴道出血，色红，肌注缩宫素10 U，再次查看胎盘，胎膜有一处见血管中断于胎膜边缘，其出血原因最可能的是（　　）。

A．子宫收缩乏力　　B．软产道裂伤

C．胎盘残留　　D．胎盘剥离不全

E．凝血功能障碍

29．某初产妇，26岁，妊娠39周，胎儿经阴道娩出后，立即出现多量阴道流血，色鲜红，持续不断。本例最可能的诊断是（　　）。

A．子宫收缩乏力　　B．胎膜残留

C．胎盘剥离不全　　D．软产道裂伤

E．凝血功能障碍

30．某初产妇，32岁，妊娠40周，妊娠合并子宫肌瘤，阴道分娩，胎盘娩出后阴道出血量多，暗红色。检查：宫底高，子宫软，产道无裂伤，血自宫腔流出，有血块，检查胎盘完整，BP 95/60 mmHg。最可能的出血原因是（　　）。

A．子宫收缩乏力　　B．胎盘植入

C．胎盘残留　　D．凝血功能障碍

E．胎盘剥离不全

31．某初产妇，32岁，孕40周，妊娠合并子宫肌瘤，阴道分娩，胎盘娩出后阴道出血量多，暗红色。检查：宫底高，子宫软，产道无裂伤，血自宫腔流出，有血块，检查胎盘完整，BP 110/90 mmHg。除给宫缩剂外，首选处理措施是（　　）。

A．给予止血剂　　B．切除子宫

C．迅速按摩子宫止血　　D．宫腔内纱布填塞

E．结扎盆腔血管

32．某经产妇，36 岁，孕 40 周，晨 3 时突然大量阴道出血，急诊来院，查体：BP 120/75 mmHg，尿蛋白（－）。腹部检查：子宫高 35 cm，胎头高浮，子宫前壁无压痛。阴道检查：阴道内有手拳大小的凝血块，宫颈软，宫口开大一指，先露部未及胎盘组织。该产妇分娩后 5 分钟突然发生烦躁不安、寒战、呕吐、咳嗽、呼吸困难、发绀，BP 80/40 mmHg，脉细弱，该例最可能的诊断是（　　）。

A．失血性休克　　B．脑血管意外

C．羊水栓塞　　D．先兆子宫破裂

E．子宫破裂

33．某初产妇，26 岁，因妊娠 39 周，头盆不称，在硬膜外麻醉下行剖宫产术，胎儿取出后，产妇突感寒战、呼吸困难，BP 90/50 mmHg，心率快而弱，肺部听诊有湿啰音，子宫出血不止。首先考虑的诊断是（　　）。

A．子宫收缩乏力　　B．麻醉意外

C．羊水栓塞　　D．宫内感染

E．失血性休克

A3/A4 型题

（1～3 题共用题干）

某初产妇，因孕 42^{+1} 周，缩宫素 2.5 U 缓慢静脉滴注诱导产程发动。21 小时后行会阴侧切以枕前位分娩出一男婴，体重 3 300 g。胎儿娩出后 3 分钟，产妇开始出现阴道少量流血；胎儿娩出 20 分钟时，出血量累计达 400 mL。

1．本例最可能的诊断是（　　）。

A．软产道裂伤　　B．子宫收缩乏力

C．凝血功能障碍　　D．胎盘粘连引起产后出血

E．胎盘嵌顿

2．若检查发现子宫轮廓不清、收缩不良、阴道流血量增多，胎盘尚未娩出。此时需进一步采取的处置是（　　）。

A．徒手剥离胎盘　　B．给予止血剂

C．按摩子宫　　D．不予处理，继续观察 5 分钟

E．肌注缩宫素

3．胎盘娩出后，检查胎盘、胎膜完整，无残留。阴道流血量仍较多，子宫收缩不佳。此时应（　　）。

A．采血做血液凝集功能检查

B．缩宫素静脉滴注

C．麦角新碱子宫体直接注射

D．结扎子宫髂内动脉

E．按摩子宫同时给予缩宫素静脉滴注

（4～6 题共用题干）

某产妇，36 岁，孕 6 产 2。因停经 41 周，阴道流液 9 小时，阵发性腹痛 6 小时入院。宫口扩张 2 cm，因宫缩乏力静脉滴注缩宫素，宫口迅速开大，1 小时 30 分钟后胎儿经阴道娩出。胎儿娩出后不久被诊断为羊水栓塞。

4．该产妇可能会出现的症状、体征有（　　）。

A．忽感胸闷、呼吸困难，口唇发绀，血压下降

B．腹部剧痛，牙关紧闭，四肢抽搐

C．下肢水肿，血压升高，出现蛋白尿

D．面色苍白，血压降低，心率加快，周身潮湿

E．胸闷气短、呼吸困难，口唇发绀，半卧位

5．胎儿娩出 10 分钟后，胎盘胎膜娩出，20 分钟后，产妇阴道开始多量流血，3 分钟内出血达 500 mL，血不凝，血压迅速下降。此时应首先考虑（　　）。

A．胎盘残留　　B．子宫破裂

C．子宫收缩乏力　　D．发生 DIC

E．产道裂伤

6．经用缩宫素、氨甲苯酸、地塞米松，输新鲜血、葡萄糖酐 40 和冻干健康人血浆及注射肝素和多巴胺等治疗，产妇仍处于昏睡状态，阴道流血不止，血不凝，血压降至 30/0 mmHg，心率 150 次 / 分。为了挽救产妇生命，应采取的措施是（　　）。

A．结扎髂总动脉　　B．按摩子宫

C．子宫纱布条填塞　　D．输新鲜血同时切除子宫

E．继续应用缩宫素和输新鲜血

B 型题

（1～3 题共用备选答案）

A．肛门括约肌已断裂，直肠黏膜未伤及

B．会阴皮肤及阴道入口黏膜撕裂，未伤及肌层

C．裂伤已达骨盆底的肌肉与筋膜，未伤及肛门括约肌

D．阴道壁裂伤伴宫颈裂伤

E．肛门、直肠和阴道完全贯通，直肠腔外露

1．会阴 I 度裂伤是指（　　）。

2．会阴Ⅱ度裂伤是指（　　）。

3．会阴Ⅲ度裂伤是指（　　）。

（4～7 题共用备选答案）

A．胎盘剥离不全　　B．胎盘滞留

C．宫缩乏力　　D．软产道损伤

E．凝血功能障碍

4．胎儿娩出后 8 分钟，产妇出现间歇性阴道大出血，出血的原因可能是（　　）。

5．胎儿娩出后，产妇立即出现阴道持续出血，色鲜红，出血的原因可能是（　　）。

6．胎盘娩出后，产妇出现阴道大出血，色暗红，阵发性，子宫时软时硬，出血的原因可能是（　　）。

7．妊娠期高血压患者，剖宫产后，阴道及腹部伤口大出血，出血不凝，出血的原因可能是（　　）。

（8～11 题共用备选答案）

A．胎盘粘连　　B．胎盘滞留

C．胎盘植入　　D．胎盘嵌顿

E．胎盘剥离不全

8．第三产程处理不当，过早牵拉脐带或按压子宫会导致（　　）。

9．胎盘绒毛侵入或穿透子宫肌层所致的一种异常胎盘种植为（　　）。

10．胎盘绒毛侵入表浅肌层为（　　）。

11．滥用宫缩剂，引起子宫痉挛性狭窄环，使已剥离的胎盘嵌顿于狭窄环以上为（　　）。

案例分析题

案例一

某孕妇，28 岁，孕 2 产 0，孕 39 周，因阴道流液 12 小时于 2015 年 3 月 30 日入院。平素月经规律，末次月经 2014 年 6 月 26 日，孕期平顺，在本院产前检查 8 次，无明显异常。于 12 小时前无诱因阴道流液，色清，约 100 mL，无阴道出血，无明显宫缩。

既往：2013 年人流一次。否认慢性病史，否认药敏史。

查体：BP 120/75 mmHg，P 76 次/分，R 16 次/分，T 36.2℃。一般情况好，心肺听诊正常，双下肢无水肿。

产科检查：宫高 32 cm，腹围 105 cm，腹软，未及宫缩。胎儿左枕横位，胎头浮，跨耻征阴性，胎心 140 次/分，估计胎儿体重 3 200 g。骨盆各径线正常，宫颈软，未消，宫口未开，先露 S^{-3}，可见少量清亮羊水自阴道流出。

思考：

1. 本例的诊断是什么？诊断依据是什么？

2. 为明确诊断，应进一步行哪些辅助检查？

3. 本例的处理原则是什么？

案例二

某孕妇，32岁，孕2产0，孕40周，左枕前位，先兆临产，于2015年3月20日8时入院待产。

患者平素月经规律，孕周核对无误，孕期平顺，无合并症及并发症。骨盆各径线正常。于2015年3月20日1时见红，并出现不规律宫缩，于3月20日10时自然临产，产程尚顺利，于3月21日2时自娩一女婴，3 900 g，娩婴后20分钟胎盘自行娩出，阴道活动性出血，色鲜红，约600 mL，查胎盘胎膜完整。

查体：BP 90/60 mmHg，P 106次/分，R 20次/分，T 36.0℃。一般情况尚可，可见阴道活动性出血，查宫颈及阴道壁无裂伤，无血肿，宫底脐上一指，子宫软，轮廓不清。

思考：

1. 本例的诊断是什么？诊断依据是什么？

2. 为进一步明确诊断，还应行哪些检查？

3. 本例应如何处理？

案例三

某孕妇，30岁，孕2产1，因规律腹痛6小时加重1小时于2015年4月13日急诊入院。平素月经规律，末次月经2014年7月23日，孕期平顺，在本院产前检查6次，无明显异常。于6小时前规律下腹坠痛，见红，无阴道流液，1小时前腹痛明显加重，伴心悸、气促。

既往：2012年因臀位足月剖宫产一女婴，体健。否认慢性病史，否认药敏史。

查体：BP 90/60 mmHg，P 128次/分，R 24次/分，T 37.5℃。神清，皮肤苍白，呼吸稍急促，双肺呼吸音清，未闻啰音，心率128次/分，律齐，未闻杂音。下腹膨隆，子宫增大如足月妊娠，轮廓不十分清楚，全腹压痛、反跳痛明显，胎心未闻及。阴道检查可见少量鲜血流出，骨盆各径线正常，宫颈软，消失，宫口扩张1 cm，先露高浮。

思考：

1. 本例的诊断是什么？诊断依据是什么？

2. 应注意与什么疾病鉴别？

3. 本病例应采取哪些处理措施？

案例四

某初孕妇，24 岁，妊娠 39 周。入院前一天阴道流水，量多，无腹痛。入院后破膜已达 24 小时仍无分娩先兆，宫颈软，宫口扩张 1.5 cm，行缩宫素 5 U 加入 10%葡萄糖注射液 500 mL 内静滴，当滴速调至每分钟 16 滴时出现规律宫缩。第一产程 5 小时，第 2 产程 19 分钟，胎儿（男）娩出后 2 分钟，患者突然寒战，继之阴道流血，手取胎盘及按摩子宫后阴道流血仍不止。

查体：BP 50/20 mmHg，P 140 次/分，宫底脐下 1 cm，轮廓清楚。检查软产道，宫颈 3 点处裂伤深 2 cm，立即缝合。缝合后仍有大量血液从宫口涌出，立即交叉配血，投入抢救。

思考：

1．本例最可能的诊断是什么？诊断依据是什么？

2．分析造成产后出血的原因。

【参考答案】

A1/A2 型题

1．A　2．D　3．C　4．C　5．C　6．C　7．B　8．A
9．A　10．B　11．E　12．D　13．C　14．A　15．C　16．C
17．D　18．B　19．C　20．C　21．D　22．A　23．E　24．B
25．A　26．A　27．D　28．C　29．D　30．A　31．C　32．C
33．C

A3/A4 型题

1．D　2．A　3．E　4．A　5．D　6．D

B 型题

1．B　2．C　3．A　4．A　5．D　6．C　7．E　8．E
9．C　10．A　11．D

案例分析题

案例一

1．诊断：（1）孕 2 产 0，孕 39^{+4} 周，LOT；（2）胎膜早破。

诊断依据：患者月经规律，孕周核对无误，孕期平顺。无合并症存在。既往体健，人流一次。现孕 39 周，自然破水 12 小时，产科检查，可见清亮羊水自阴道流出，未见红，无宫缩，未临产，胎儿左枕横位，骨盆各径线正常。

2．为进一步确诊，可行以下辅助检查：

（1）若未见羊水自宫颈流出，可行阴道后穹窿积液的 pH 及涂片检查，以明确胎膜早破诊断。

（2）胎心监护了解胎儿宫内情况，必要时行 B 超检查。

（3）检查血常规、C 反应蛋白等以及时了解有无感染发生。

3．处理原则：

（1）密切观察体温、心率及流出羊水量、色和气味，密切胎心监护。胎膜早破 12 小时后仍未临产，可行催产素点滴引产。同时给予抗生素预防感染。

（2）患者骨盆各径线正常，胎儿中等大，有阴道试产条件。此患者胎头未入盆，跨耻征阴性，可于临产后了解胎头下降情况。嘱患者卧床，避免脐带脱垂发生。

案例二

1．诊断：（1）孕 2 产 1，孕 40 周，LOA，自娩一女活婴；（2）产后出血（宫缩乏力所致）。

诊断依据：胎儿、胎盘娩出后，患者出现活动性阴道出血，量约 600 mL，故产后出血诊断明确。分析产后出血的四大原因，产妇子宫软，轮廓不清，宫底位置高，说明子宫收缩差导致产后出血，且已除外软产道裂伤、胎盘胎膜残留等。需行血常规及凝血检查除外血液系统异常，进一步明确诊断，并估计产妇出血的严重程度、是否贫血。

2．辅助检查：血常规、凝血功能检查。出血进一步增多需交叉配血，必要时做输血准备。

3．处理原则：针对宫缩乏力进行止血，补充血容量防治休克，纠正贫血，预防感染。

案例三

1．诊断：（1）孕 2 产 1，孕 37^{+4} 周；（2）子宫破裂；（3）失血性休克；（4）胎死宫内；（5）剖宫产后再孕。

诊断依据：（1）患者月经规律，孕周核对无误，孕期平顺。（2）3 年前剖宫产史一次，现孕37周，规律宫缩6小时加重1小时，伴心悸、气促等症状。查体出现血压偏低，呼吸、心率增快，全腹压痛、反跳痛，子宫轮廓不清，胎心未闻及，故胎死宫内、子宫破裂可能性大。

2．鉴别诊断：胎盘早剥也可出现腹痛阴道出血，胎死宫内，但多半有妊娠期高血压疾病或外伤史，查体可有子宫张力增大，轮廓尚清，常有宫底升高，而全腹压痛、反跳痛不明显。

3．处理：（1）完善急诊常规化验检查；（2）输液备血及抗休克治疗；（3）抢救休克同时，急诊手术治疗；（4）抗生素控制感染。

案例四

1．最可能的诊断是羊水栓塞。诊断依据：（1）宫缩过强是导致羊水栓塞的诱因，本例静点催产素浓度过大，致宫缩过频、过强，有导致羊水栓塞的可能。（2）突然寒战是羊水栓塞的前驱症状，在分娩过程中，特别是破膜后或胎儿娩出后不久患者突然寒战，应首先想到羊水栓塞。（3）休克、出血是羊水栓塞的典型临床表现，患者往往在寒战后出现呛咳、紫绀、呼吸困难等心肺功能障碍，并很快出现多脏器出血，但以阴道出血为主，最后出现肾功能衰竭。

2．产后出血常见的原因有四：其一是宫缩乏力，该患者产后子宫轮廓清楚，可排除。其二是胎盘因素，本例手取胎盘，也可排除。其三是软产道损伤，患者宫缩强，产程短，易造成软产道损伤，但患者宫颈2 cm裂伤处已缝合止血。其四是凝血功能障碍，羊水栓塞时，羊水进入母血循环，羊水中含有的促凝物质及凝血活酶等可激活母体的内源性凝血系统，引起DIC，使血液暂时处于高凝状态，继而羊水中含有的纤溶激活物质可激活纤溶系统，使血液由高凝状态转化为纤溶状态，导致流血不止，且血不凝。本例产后出血原因由凝血功能障碍所致。

第十三章　正常产褥

【基本要求】

1. 掌握：产褥期生殖系统、乳房、血液循环系统及内分泌系统的变化。

2. 熟悉：产褥期消化系统、泌尿系统的变化；产褥期临床表现及处理；产后计划生育指导及产后健康检查。

3. 了解：产褥期一般情况的观察及处理。

4. 具备产褥期检查的基本技能，能正确进行产褥期的处理。

5. 能与患者及家属进行良好的沟通，能向产妇提供合理的产褥期保健指导。

【重点】产褥期概念，产褥期生殖系统、乳房的变化，产褥期子宫复旧、恶露的观察与处理。

【难点】产褥期子宫复旧、恶露的观察与处理，哺乳期乳房的保健。

【习　题】

A1/A2 型题

1. 产褥期是指（　　）。
   A. 从胎盘娩出至产妇全身各器官除子宫外恢复至正常未孕状态所需的一段时期
   B. 从胎儿娩出至产妇全身各器官除子宫外恢复至正常未孕状态所需的一段时期
   C. 从胎儿娩出至产妇全身各器官恢复至正常未孕状态所需的一段时期
   D. 从胎盘娩出至产妇全身各器官除乳腺外恢复至正常未孕状态所需的一段时期
   E. 从胎儿娩出至产妇全身各器官除乳腺外恢复至正常未孕状态所需的一段时期

2. 产褥期一般为（　　）。
   A. 12 周　　B. 10 周
   C. 8 周　　D. 6 周
   E. 4 周

3．产褥期变化最大的器官是（　　）。

A．子宫　　B．乳房

C．膀胱　　D．胃

E．心脏

4．产后腹部检查扪不到子宫底大约在产后（　　）。

A．1 天　　B．2 天

C．5 天　　D．7 天

E．10 天

5．下列关于产褥期乳汁特点的叙述，错误的是（　　）。

A．初乳是指产后 7 天内分泌的乳汁

B．初乳呈淡黄色、质稠

C．初乳在 4 周内逐渐转变为成熟乳

D．初乳含大量蛋白质和多种抗体

E．初乳含有大量的脂肪和乳糖

6．下列关于产褥期临床表现的说法，正确的是（　　）。

A．体温略降低　　B．乳房胀大

C．正常恶露有臭味　　D．产褥期不应出现腹痛

E．产后褥汗属于病态

7．产褥期正常的恶露应是（　　）。

A．浆液恶露持续 3 周　　B．正常恶露持续 3～5 周

C．血性恶露持续 3～4 天　　D．白色恶露持续 10 天左右

E．总量不超过 250 mL

8．产后第 2 日开始，子宫底每天下降（　　）。

A．1～2 cm　　B．2～3 cm

C．3～4 cm　　D．4～5 cm

E．5～6 cm

9．下列产褥期的处理，正确的是（　　）。

A．产后第 1 天可在室内随意走动

B．产后 1 小时可进普食

C．产后 4 小时内鼓励排尿

D．产后第 2 日开始哺乳

E．产后 1 周内不能下床活动

10．会阴创口拆线的时间为产后（　　）。

A．2～3 天　　B．3～5 天

C. 5～7 天 D. 6～7 天

E. 7～9 天

11. 每次哺乳前，产妇应（ ）。

A. 用肥皂水清洁乳房 B. 用专用消毒剂消毒乳房

C. 用碘伏消毒乳房 D. 用酒精消毒乳房

E. 用温开水清洁乳房

12. 哺乳产妇恢复排卵的时间一般为产后（ ）。

A. 6～10 周 B. 2～3 个月

C. 3～5 个月 D. 4～6 个月

E. 6～8 个月

13. 产后健康检查的时间为产后（ ）。

A. 2 周 B. 4 周

C. 6 周 D. 8 周

E. 10 周

14. 产妇分娩结束后须在产房观察 2 小时，此期间医护人员不应做的是（ ）。

A. 定时测血压、脉搏 B. 观察子宫收缩情况

C. 观察阴道流血量 D. 帮助产妇及早哺乳

E. 帮助产妇进食普食

15. 某产妇，足月顺产后第 2 日，下腹部阵发性疼痛，宫底脐下 2 指，无压痛，阴道出血不多，无恶心、呕吐，无发热，首选的处理方法是（ ）。

A. 静滴缩宫素 B. 按摩子宫

C. B 超检查 D. 给予解痉药

E. 一般不需处理

16. 某产妇，足月剖宫产术后第 3 日，母乳喂养，乳房胀痛，无红肿，乳汁排流不畅，体温 37.9℃。首选处理方法是（ ）。

A. 抗生素治疗 B. 生麦芽煎服

C. 停止哺乳 D. 频繁哺乳

E. 减少哺乳频率

17. 某产妇，产后 6 小时，因会阴侧切，伤口疼痛，未排尿，查宫底脐上 2 指，阴道出血不多，按压下腹部有排尿感，不恰当的处理是（ ）。

A. 热水熏洗外阴 B. 立即导尿

C. 鼓励产妇坐起排尿 D. 下腹部正中置热水袋

E. 肌注甲硫酸新斯的明

18. 某产妇，剖宫产后第 10 日，母乳喂养，双乳不胀，新生儿吸吮双乳后，仍哭闹

不安而补充代乳品，不恰当的处理是（　　）。

A．多喝肉汤　　B．“催乳饮”催乳
C．注意休息　　D．用吸奶器吸乳
E．增加新生儿吸吮次数

A3/A4 型题

（1～2 题共用题干）

某产妇，会阴侧切术后 4 日，阴道出血不多，自觉会阴胀痛，发热，检查见局部红肿、硬结，体温 38℃。

1．最可能的诊断为（　　）。

A．产道裂伤　　B．子宫内膜炎
C．会阴侧切伤口感染　　D．阴道壁血肿
E．会阴水肿

2．下列不恰当的处理是（　　）。

A．抗生素治疗　　B．会阴切口拆线
C．延缓拆线时间　　D．会阴局部理疗
E．保持会阴清洁干燥

（3～5 题共用题干）

某初产妇，产钳助娩一 3 500 g 女婴，现产后 1 小时，在产房观察。

3．下列不是目前必须观察的项目是（　　）。

A．子宫收缩情况　　B．产妇饮食情况
C．血压、脉搏　　D．膀胱是否充盈
E．阴道出血量

4．该产妇产后 5 小时仍未排尿，检查宫底脐上 1 指，子宫收缩好，阴道出血不多，下腹部稍膨隆，最可能的诊断是（　　）。

A．子宫复旧不良　　B．宫腔内积血
C．胃肠胀气　　D．尿潴留
E．便秘

5．该产妇产后第 4 日发热，双乳胀痛，体温 38.2℃，双乳红肿，血管淋巴充盈，有硬结，最可能的诊断是（　　）。

A．会阴伤口感染　　B．上呼吸道感染
C．子宫内膜炎　　D．泌乳热
E．乳腺炎

（6～7 题共用题干）

某产妇，产后第 3 天，T 37.8℃，P 60 次/分，阴道排出鲜红色血液，量较多，无异味。

6．产妇体温略高于正常，最可能的原因是（　　）。

A．产褥感染　　B．产后体温调节功能失调

C．泌乳热　　D．过度疲劳

E．雌激素作用

7．该产妇阴道排出鲜红色血液，量多，无异味，称为（　　）。

A．血性恶露　　B．浆液恶露

C．白色恶露　　D．产后出血

E．月经

B 型题

（1～4 题共用备选答案）

A．4～6 周　　B．2 天

C．3～4 天　　D．10 天

E．3 周

1．产后血性恶露持续（　　）。

2．浆液恶露持续（　　）。

3．白色恶露持续（　　）。

4．正常恶露持续（　　）。

（5～8 题共用备选答案）

A．产后 3～5 天　　B．产后 10～14 天

C．产后 1 周　　D．产后 4 周

E．产后 6 周

5．子宫颈内口关闭的时间为（　　）。

6．胎盘附着处子宫内膜全部修复时间为（　　）。

7．子宫恢复至正常非孕大小的时间为（　　）。

8．宫颈恢复至未孕状态的时间为（　　）。

【参考答案】

A1/A2 型题

1. D　2. D　3. A　4. E　5. E　6. B　7. C　8. A
9. C　10. B　11. E　12. D　13. C　14. E　15. E　16. D
17. B　18. D

A3/A4 型题

1. C　2. C　3. B　4. D　5. D　6. C　7. A

B 型题

1. C　2. D　3. E　4. A　5. C　6. E　7. E　8. D

第十四章　异常产褥

【基本要求】

1. 掌握：产褥感染的概念、临床表现、诊断及处理原则。
2. 熟悉：晚期产后出血的临床表现及处理原则。
3. 了解：产后抑郁症的临床表现及处理原则。
4. 具备对产褥感染案例进行综合分析的基本技能，能根据案例特点进行初步诊断及治疗。
5. 能与患者及家属进行良好的沟通，能进行产褥期健康教育及保健措施的指导。

【重点】产褥感染、产褥病率的概念，产褥感染的临床表现、诊断及处理原则。

【难点】产褥感染不同病理类型的鉴别。

【习　题】

A1/A2 型题

1. 产褥病率是指（　　）。
   A．分娩后 24 小时内每 4 小时测体温一次，体温 2 次达到或超过 38℃者
   B．分娩后 72 小时内每 4 小时测体温一次，体温 2 次达到或超过 38℃者
   C．产褥期内有 2 次体温达到或超过 38℃者
   D．分娩后 24 小时以后的 10 天内每日测体温 4 次，体温 2 次达到或超过 38℃者
   E．分娩后 24 小时以后的 1 个月内每日测体温 4 次，体温 2 次达到或超过 38℃者
2. 造成产褥病率的主要原因是（　　）。
   A．产褥感染　　　　B．泌尿系统感染
   C．呼吸系统感染　　D．乳腺炎

E．腹膜炎

3．引起产褥感染最常见的病原菌是（　　）。

A．支原体　　B．大肠杆菌

C．溶血性链球菌　　D．金黄色葡萄球菌

E．厌氧性链球菌

4．下列不属于产褥感染的病因的是（　　）。

A．产妇体质虚弱　　B．胎膜早破

C．妊娠中期性生活　　D．产程延长

E．医疗器械消毒不严格

5．严重时可引起“冰冻骨盆”的是（　　）。

A．急性宫颈炎　　B．急性子宫内膜炎

C．急性盆腔结缔组织炎　　D．急性输卵管炎

E．急性盆腔腹膜炎

6．下列关于产褥感染的预防，错误的是（　　）。

A．加强孕期卫生宣教　　B．分娩时严格无菌操作

C．孕 34 周后禁止性生活　　D．产后 10 天内不坐浴

E．产褥期禁止性生活

7．晚期产后出血多在产后（　　）。

A．48 小时　　B．72 小时

C．1～2 周　　D．2～3 周

E．3～4 周

8．残留的胎盘组织变性、坏死及机化所致晚期产后出血多发生于产后（　　）。

A．1 周左右　　B．10 天左右

C．2 周左右　　D．2～3 周

E．3～4 周

9．胎盘附着部位感染或复旧不全所致晚期产后出血多发生于产后（　　）。

A．1 周左右　　B．10 天左右

C．2 周左右　　D．2～3 周

E．3～4 周

10．剖宫产术后子宫伤口裂开所致晚期产后出血多发生于产后（　　）。

A．1 周　　B．10 天左右

C．2 周　　D．2～3 周

E．3～4 周

11．产后抑郁症出现症状多在（　　）。

A．产后 1 天　　B．产后 2 天

C．产后 1 周　　D．产后 2 周

E．产后 4 周

12．产褥期抑郁症的诊断依据中必备的是（　　）。

A．体重显著增加或下降　　B．失眠或睡眠过度

C．情绪抑郁　　D．疲劳或乏力

E．反复出现想死亡的想法

13．某产妇，32 岁，剖宫产一男活婴。产后 1 周，该产妇出现寒战，高热，左下肢持续性疼痛，恶露量多，头晕，乏力，T 39.5℃，P 120 次/分，BP 110/70 mmHg，本例最可能的诊断是（　　）。

A．子宫内膜炎　　B．盆腔结缔组织炎

C．血栓性静脉炎　　D．盆腔腹膜炎

E．脓毒血症

14．某产妇，26 岁，孕 38 周时胎膜早破入院，48 小时后因持续性枕横位以产钳术助娩一活男婴，3 300 g，产妇于术后 3 天发热，体温达 39℃，检查发现咽部轻度充血，乳房胀满疼痛，局部皮肤不红，按之无波动感。宫底脐下一横指，宫底有压痛，下腹部无反跳痛，恶露浑浊，稍有异味。该患者最可能的诊断是（　　）。

A．宫颈炎　　B．急性子宫内膜及子宫肌炎

C．盆腔结缔组织炎　　D．急性乳腺炎

E．弥漫性腹膜炎

15．某初产妇，27 岁，半月前经阴道自然分娩，产后出血量约 700 mL，未输血。至今恶露量多，有臭味。查宫底在耻骨联合上 2 cm，有压痛。妇科检查：子宫左侧触及肿块，有压痛。下列处理方法错误的是（　　）。

A．取宫腔分泌物作细菌培养　　B．B 型超声检查

C．静脉滴注广谱抗生素　　D．急查白细胞总数及分类

E．行剖腹探查或腹腔镜检查

16．某产妇，28 岁，产后 8 日，因发热、腹痛 5 日入院。查体：T 39. 2℃，BP 90 / 60 mmHg，急性痛苦病容，下腹压痛。妇科检查：子宫如妊娠 4 个月大，触痛明显。子宫左侧触及如手拳大、有压痛实性肿块。本例应诊断为（　　）。

A．急性宫颈炎　　B．急性子宫内膜炎

C．急性盆腔结缔组织炎　　D．急性盆腔腹膜炎

E．弥漫性腹膜炎

17．某产妇，31 岁，孕 39 周，因胎膜早破临产 16 小时，相对头盆不称，行剖宫产术。术中出血 400 mL，术后 4 天连续体温 38～39℃，诊断为产褥感染，下列体征支持此诊断的是（　　）。

A．咳嗽，双肺可闻干性啰音　　B．乳腺肿胀，可及硬结，有压痛

C．尿频尿痛，一侧肾区叩击痛　　D．伤口红肿有压痛

E．宫底平脐有压痛，恶露血性浑浊

18．某产妇，29 岁，产后 2 周，突然出现阴道大量流血，检查子宫大而软，宫口松，有血块填塞，最可能的原因是（　　）。

A．胎盘、胎膜残留　　B．蜕膜残留

C．软产道裂伤　　D．子宫黏膜下肌瘤

E．子宫胎盘附着部位感染或复旧不全

A3/A4 型题

（1～2 题共用题干）

某经产妇，33 岁，足月自然分娩后 3 天，出现下腹痛，体温正常，恶露多，有臭味，子宫底脐上 1 指，宫体软。

1．首先应考虑的诊断是（　　）。

A．阴道炎　　B．子宫内膜炎

C．盆腔结缔组织炎　　D．急性输卵管炎

E．盆腔腹膜炎

2．下列处理措施错误的是（　　）。

A．B 超检查　　B．应用宫缩剂

C．宫腔分泌物培养　　D．阴道冲洗

E．静滴广谱抗生素

（3～5 题共用题干）

某产妇，27 岁，10 日前经阴道分娩，产后出血约 650 mL，未输血。现低热，恶露多，有臭味，查子宫约妊娠 10 个月大，有明显压痛，双合诊触及子宫左侧有明显压痛、质软包块，界限不清。

3．本例最可能的诊断是（　　）。

A．急性宫颈炎　　B．急性子宫内膜炎

C．急性盆腔结缔组织炎　　D．急性盆腔腹膜炎

E．弥漫性腹膜炎

4．本例最主要的病原菌应是（　　）。

A．β-溶血性链球菌　　B．大肠杆菌

C．金黄色葡萄球菌 D．淋病奈瑟菌

E．厌氧性链球菌

5．下列处理不恰当的是（ ）。

A．B 型超声检查 B．取宫腔分泌物行细菌培养

C．静滴广谱抗生素 D．肌注缩宫素

E．立即刮宫清除残留胎盘

（6～7 题共用题干）

某初产妇，25 岁，10 日前在家分娩，产后出现持续血性恶露，无异味，1 日前出现阴道流血量增多，约 500 mL，无寒战、发热，查体子宫如妊娠 4 个月大，质软，压痛不明显，宫口容 2 指。

6．该患者晚期产后出血最可能的原因是（ ）。

A．子宫内膜炎 B．蜕膜残留

C．子宫黏膜下肌瘤 D．胎盘、胎膜残留

E．子宫胎盘附着部位感染或复旧不全

7．下列处理不恰当的是（ ）。

A．广谱抗生素预防感染 B．加用宫缩剂

C．B 超检查 D．子宫切除术

E．行刮宫术

（8～10 题共用题干）

某产妇，29 岁，足月妊娠剖宫产，术后半月，突然阴道大出血，约 400 mL，T 39℃，P 100 次/分，BP 90/60 mmHg，子宫体 3 个月妊娠大小，压痛明显，软，白细胞 30×10^9/L，中性粒细胞 0.95，淋巴细胞 0.05。

8．本例最可能的诊断是（ ）。

A．胎盘残留 B．蜕膜残留

C．子宫黏膜下肌瘤 D．子宫切口裂开

E．子宫胎盘附着部位感染或复旧不全

9．下列处理不当的是（ ）。

A．输血、输液 B．静滴广谱抗生素

C．肌注宫缩剂 D．立即剖腹探查

E．行刮宫术

10．若保守治疗无效，行剖腹探查见子宫下段切口裂开，有活动性出血，切口边缘组织坏死，下列处理最恰当的是（ ）。

A．清创缝合 B．髂内动脉结扎

C．子宫次全切除 D．子宫全切除

E．子宫动脉结扎

B 型题

（1～2 题共用备选答案）

A．急性子宫内膜炎　　B．血栓静脉炎

C．急性盆腔腹膜炎　　D．脓毒血症

E．急性盆腔结缔组织炎

1．产妇产后 5 日，体温 37.7℃，恶露增多且有臭味，下腹疼痛及压痛，应为（　　）。

2．产妇产后 10 日，寒战、高热，左下肢持续性疼痛伴水肿，皮肤发白，应为（　　）。

案例分析题

某产妇，27 岁，妊娠 40 周临产，产钳助产术分娩一男活婴。产后 5 天，产妇发热，下腹微痛。查体：体温 38.4℃，双乳稍胀，无明显压痛。子宫底脐下 2 横指，有压痛，恶露多而混浊，有臭味。血常规：白细胞 15.6×10^9/L。

思考：

1．本例最可能的诊断是什么？

2．应如何处理？

【参考答案】

A1/A2 型题

1．D　2．A　3．C　4．C　5．C　6．C　7．C　8．B

9．C　10．D　11．D　12．C　13．C　14．B　15．E　16．C

17．E　18．E

A3/A4 型题

1．B　2．D　3．C　4．E　5．E　6．D　7．D　8．D

9．E　10．C

B型题

1．A　　2．B

案例分析题

1．诊断：急性子宫内膜炎、子宫肌炎。

2．处理：应用广谱抗生素；支持治疗，嘱患者取半卧位，有利于恶露排出；高热可用物理降温。

第十五章 高危妊娠的监测

【基本要求】

1. 掌握：围生期的定义；高危妊娠的定义及范畴。

2. 熟悉：胎儿宫内安危的监测；妊娠期用药对胎儿、新生儿的影响。

3. 了解：围生医学的工作范围及内容；高危妊娠的处理；药物对胎儿危害性等级，孕产期用药特点及用药原则。

4. 具备识别并监测高危妊娠的能力；具备指导孕期和哺乳期妇女用药的能力。

5. 能与孕妇及家属进行良好的沟通，帮助和指导孕妇识别高危妊娠。

【重点】围生期的概念，高危妊娠监测，孕期用药对胎儿、新生儿的影响。

【难点】胎儿电子监护。

【习 题】

A1/A2 型题

1. 我国规定的围生期为（　　）。
   A. 从妊娠满 28 周至产后 1 周　　B. 从妊娠满 20 周至产后 28 天
   C. 从妊娠满 28 周至产后 28 天　　D. 从胚胎形成至产后 1 周
   E. 以上均不是

2. 下列不属于高危妊娠的是（　　）。
   A. 孕妇年龄 36 岁　　B. 上次妊娠为宫外孕
   C. 早孕反应　　D. 妊娠合并贫血
   E. 双胎妊娠

3. 确定胎儿安危最简单、准确的方法是（　　）。
   A. 羊膜镜检查　　B. 胎动计数

C．胎儿电子监护　　D．听诊胎心率

E．超声检查

4．正常 FHR 为（　　）。

A．＜110 bpm　　B．＞160 bpm

C．110～160 bpm　　D．120～150 bpm

E．90～120 bpm

5．宫缩时脐带受压兴奋迷走神经，胎儿电子监护可出现（　　）。

A．胎心率加速　　B．早期减速

C．变异减速　　D．晚期减速

E．胎心率基线变异

6．胎心监护提示胎儿缺氧的表现是出现（　　）。

A．加速　　B．早期减速

C．变异减速　　D．晚期减速

E．以上都不是

7．可判断胎儿储备能力的是（　　）。

A．NST　　B．胎头双顶径

C．肌酐值　　D．L/S 比值

E．HPL 值

8．OCT 阳性是指（　　）。

A．胎心率基线变异在 6 次以下

B．无宫缩时 10 分钟内出现 3 次晚期减速

C．早期减速在 10 分钟内连续出现 3 次以上

D．40 分钟内无晚期减速

E．晚期减速连续 3 次以上宫缩均出现，或出现多发变异减速

9．孕妇尿中与胎盘功能关系最密切的激素是（　　）。

A．雌三醇　　B．雌二醇

C．孕酮　　D．雌酮

E．绒毛膜促性腺激素

10．为了解妊娠 38 周孕妇的胎盘功能，应测定孕妇（　　）。

A．血中 AFP 值　　B．血或尿 HCG 值

C．血或尿雌三醇值　　D．羊水肌酐值

E．羊水中 L / S 值

11．为判断胎儿成熟度，应测孕妇（　　）。

A．血中 AFP 值　　B．尿中 E_3 值

C．尿中雌二醇值　　D．HPL 值

E．L/S 值

12．不能提示胎儿发育成熟的是（　　）。

A．羊水肌酐值 180 μmol/L　　B．胎头双顶径 9 cm

C．胎儿体重达 2 800 g　　D．羊水量为 800 mL

E．羊水卵磷脂/鞘磷脂的比值≥2

13．高危妊娠时选择终止妊娠的时间应取决于（　　）。

A．宫颈成熟度　　B．宫底高度

C．胎动次数　　D．胎儿电子监护

E．胎盘功能和胎儿成熟度

14．某孕妇，孕 36 周，产前检查发现近 3 周宫高增长缓慢，下列检查不能反映胎盘功能的是（　　）。

A．胎动计数　　B．雌三醇测定

C．OCT　　D．HCG 测定

E．血清人胎盘生乳素

15．某初孕妇，25 岁，孕 38 周，主诉自觉胎动减少一天，查胎心率 148 次/分，为了解胎儿在宫内情况首先应做（　　）。

A．胎儿心电图　　B．OCT

C．羊膜镜检查　　D．NST

E．超声检查

A3/A4 型题

（1～3 题共用题干）

某初孕妇，24 岁，妊娠 43 周，自觉胎动减少 2 日，BP 110/70 mmHg，枕左前位，无头盆不称征象。

1．下列不必要的检查项目是（　　）。

A．B 超检查　　B．测量宫高和腹围

C．胎儿监护仪监测胎心变化　　D．宫颈成熟度评分

E．超声多普勒测胎心数

2．为能恰当处理，最重要的检查项目是（　　）。

A．测羊水 L/S 值　　B．B 超检查

C．测孕妇尿中雌三醇值　　D．测羊水肌酐值

E．测羊水脂肪细胞百分率

3．经上述检查证实胎盘功能减退，此时最恰当的处理是（　　）。

A．静滴缩宫素，加速产程　　B．立即行剖宫产术

C．左侧卧位，吸氧　　D．严密监测胎心

E．等待自然分娩

B 型题

（1～2 题共用备选答案）

A．肌酐值　　B．E_3 值

C．卵磷脂 / 鞘磷脂比值　　D．HPL 值

E．胆红素类物质

1．能提示胎儿肺成熟的是（　　）。

2．能提示胎儿肾成熟的是（　　）。

（3～6 题共用备选答案）

A．胎心晚期减速　　B．胎心早期减速

C．胎心变异减速　　D．代偿性胎心减慢

E．胎儿心动过缓

3．胎心率减慢几乎与宫缩同时开始，宫缩高峰时显著，宫缩后立即恢复原来水平为（　　）。

4．宫缩高峰后，胎心率开始减慢，恢复缓慢为（　　）。

5．多为胎儿窘迫表现的是（　　）。

6．由于宫缩时脐带受压兴奋迷走神经所致的是（　　）。

案例分析题

某初孕妇，26 岁，孕前月经规律，月经周期为 28 天，已超过预产期 16 天，无产兆。检查：宫高 34 cm，LOA，胎头已入盆，胎心 130 次/分，2 周前尿 E_3 为 18 mg/24 小时，今日测 E_3 为 8 mg/24 小时。

思考：

1．本例最可能的诊断是什么？

2．为确诊，还应进行哪些检查？

3．本例应如何处理？

【参考答案】

A1/A2 型题

1. A　2. C　3. B　4. C　5. C　6. D　7. A　8. E
9. A　10. C　11. E　12. D　13. E　14. D　15. D

A3/A4 型题

1. E　2. C　3. B

B 型题

1. C　2. A　3. B　4. A　5. A　6. C

案例分析题

1．诊断：孕 1 产 0，孕 42^{+2} 周，LOA，过期妊娠。

2．为确诊，还应进行胎儿电子监护和超声检查，以确定胎儿是否有缺氧的表现。

3．本病例已属过期妊娠，且 E_3＜10 mg/24 小时，胎盘功能减退，应尽快行剖宫产术终止妊娠。

第十六章　妇科病史及检查

【基本要求】

1. 掌握：妇科病史的内容及采集方法；盆腔检查的方法。
2. 熟悉：妇科常见症状的临床特点与鉴别。
3. 了解：妇科病史的特点。
4. 具备采集妇科病史的临床技能；能正确进行盆腔检查。
5. 关爱患者，能与患者及家属进行良好的沟通，能收集完整、准确的病史资料并准确记录。

【重点】妇科病史的内容，盆腔检查方法。

【难点】妇科常见症状的鉴别要点。

【习　题】

A1/A2 型题

1．采集妇科病史时，应避免（　　）。

A．开放式提问　　B．暗示、臆测

C．索取外院病情记录　　D．询问患者家属

E．遇患者有难言之隐，不可反复追问

2．下列不应在主诉中记录的是（　　）。

A．病程　　B．停经×天

C．腹痛×天　　D．阴道流血×天

E．治疗过程

3．下列主诉符合要求的是（　　）。

A．阴道出血　　B．阴道少量出血

C．阴道大量出血　　D．阴道出血 2 天

E．阴道少量出血 2 天

4．末次月经的简写为（　　）。

A．PMP　　B．BMP

C．LMP　　D．LPM

E．AMP

5．一女，初潮 13 岁，周期 28 天，持续 4 天，正确的简写方式为（　　）。

A．$13\frac{4}{28}$　　B．$13\frac{28}{4}$

C．$4\frac{13}{28}$　　D．$4\frac{28}{13}$

E．$28\frac{4}{13}$

6．婚育史中，1-0-1-1 表示（　　）。

A．足月产 1 次，无早产，流产 1 次，现存子女 1 人

B．妊娠 1 次，无早产，流产 1 次，足月产 1 次

C．足月产 1 次，无流产，早产 1 次，现存子女 1 人

D．妊娠 1 次，无流产，早产 1 次，现存子女 1 人

E．以上都不对

7．某女士流产 2 次，无早产史，足月产 1 次，现有 1 女，其生育史可简写为（　　）。

A．1-0-2-1　　B．1-2-0-1

C．2-0-1-1　　D．1-1-0-2

E．2-1-0-1

8．某女士足月产 1 次，早产 1 次，流产 1 次，现存子女 1 人，简写方式为（　　）。

A．G3P2　　B．G2P2

C．G2P1　　D．G3P1

E．G3P3

9．下列妇科检查的注意事项，错误的是（　　）。

A．月经期尽量避免阴道检查

B．嘱患者检查前排空膀胱

C．男医生检查时需有其他医护人员在场

D．对未婚女性禁做阴道和窥器检查

E．检查所用器具均应消毒，臀垫可不更换

10．做妇科检查时患者应采取（　　）。

A．膝胸卧位　　B．膀胱截石位

C．仰卧位　　D．头低足高位

E．侧卧位

11．盆腔检查中最重要的项目是（　　）。

A．外阴部检查　　B．阴道窥器检查

C．双合诊检查　　D．三合诊检查

E．直肠-腹部诊检查

12．下列关于双合诊检查的说法，正确的是（　　）。

A．适用于未婚女性

B．正常情况下能触及输卵管

C．一手示指伸入直肠，另一手在腹部配合

D．一手示指放入阴道，中指放入直肠，另一手置于腹部

E．一手中、示指放入阴道，另一手在腹部配合

13．三合诊常用于（　　）。

A．宫颈检查　　B．阴道壁检查

C．后倾或后屈子宫的检查　　D．子宫及其附件检查

E．子宫附件检查

14．为了解患者阴道、宫颈及分泌物的情况，适宜的检查是（　　）。

A．外阴检查　　B．肛腹诊

C．双合诊　　D．三合诊

E．阴道窥器检查

15．对未婚者应用的检查方法是（　　）。

A．双合诊　　B．三合诊

C．阴道扪诊　　D．肛腹诊

E．以上都不对

16．盆腔检查结果的记录顺序为（　　）。

A．外阴—阴道—宫颈—宫体—附件

B．外阴—阴道—宫体—宫颈—附件

C．阴道—外阴—宫颈—宫体—附件

D．阴道—外阴—宫体—附件—宫颈

E．附件—宫体—宫颈—阴道—外阴

17．引起阴道流血最常见的原因是（　　）。

A．生殖器官肿瘤　　B．卵巢内分泌功能异常

C．生殖器官炎症　　D．全身性疾病

E．外伤、异物和外源性性激素

18．无任何周期可辨的长期阴道流血，首先应考虑（　　）。

A．急性子宫颈炎　　B．子宫内膜异位症
C．宫颈息肉　　D．子宫颈癌或子宫内膜癌
E．子宫腺肌病

19．育龄妇女停经后阴道流血应考虑（　　）。

A．宫颈癌　　B．子宫肌瘤
C．子宫内膜炎　　D．葡萄胎
E．子宫内膜异位症

20．白带异常与下述疾病无关的是（　　）。

A．滴虫阴道炎　　B．急性子宫颈炎
C．生殖道恶性肿瘤　　D．阴道癌
E．卵巢癌

21．月经间期下腹一侧痛，持续 1～2 日，伴少量阴道流血，首先应考虑（　　）。

A．卵巢囊肿　　B．排卵期腹痛
C．继发性痛经　　D．原发性痛经
E．宫颈发育异常

22．下列关于卵巢良性肿瘤的说法，错误的是（　　）。

A．囊性　　B．活动受限
C．形态规则　　D．单侧
E．表面光滑

B 型题

（1～5 题共用备选答案）

A．流产　　B．异位妊娠
C．子宫肌瘤　　D．早期宫颈癌
E．子宫内膜癌

1．某女，20 岁，停经 50 天出现急性右下腹痛伴少量阴道流血，应考虑（　　）。

2．某女，30 岁，停经 50 天出现下腹痛伴大量阴道流血，应考虑（　　）。

3．某女，59 岁，绝经后 10 年，不规则阴道流血 1 月，应考虑（　　）。

4．某女，40 岁，经期延长半年，应考虑（　　）。

5．某女，38 岁，性交后出现血性白带，应考虑（　　）。

【参考答案】

A1/A2 型题

1. B　2. E　3. E　4. C　5. A　6. A　7. A　8. A
9. E　10. B　11. C　12. E　13. C　14. E　15. D　16. A
17. B　18. D　19. D　20. E　21. B　22. B

B 型题

1. B　2. A　3. E　4. C　5. D

第十七章　女性生殖系统炎症

【基本要求】

1. 掌握：阴道炎、子宫颈炎、盆腔炎性疾病的病因、临床表现、诊断及治疗。

2. 熟悉：非特异性外阴炎、前庭大腺炎的临床表现和治疗；生殖器结核的传播途径、临床表现、诊断及诊治。

3. 了解：女性生殖系统自然防御机制、阴道正常微生物特点。

4. 具备诊治女性生殖道炎症的能力；能进行阴道分泌物涂片检查；能进行慢性宫颈炎的物理治疗及息肉的摘除，能进行前庭大腺囊肿的造口术。

5. 关心、体贴患者，保护患者隐私；能与患者及家属进行良好的沟通，并开展健康教育，有效预防女性生殖系统炎症。

【重点】滴虫阴道炎和外阴阴道假丝酵母菌病的病因、传染方式、临床表现、诊断及防治；细菌性阴道病的病因、诊断及治疗；萎缩性阴道炎的病因、临床表现及治疗；子宫颈炎的临床表现、诊断及治疗；盆腔炎性疾病的病因、感染途径、诊断及治疗。

【难点】各类阴道炎症的病因鉴别及处理。

【习　题】

A1/A2 型题

1．正常的阴道酸性环境，pH 值多在（　　）。

A．2.8～3.4　　B．3.5～4

C．3.8～4.4　　D．4.5～5

E．5.8～6.4

2．下列关于女性生殖道自然防御功能的叙述，错误的是（　　）。

A．阴道前、后壁紧贴　　B．子宫内膜周期性脱落

C．阴道自净作用　　D．宫颈黏液栓呈酸性

E．两侧大阴唇自然合拢

3．下列不是阴道正常微生物群的微生物是（　　）。

A．乳杆菌　　B．加德纳菌

C．消化链球菌　　D．衣原体

E．支原体

4．非特异性外阴炎症的病因是（　　）。

A．长期阴道分泌物的刺激　　B．糖尿病患者糖尿的刺激

C．尿瘘患者尿液的长期浸渍　　D．经期卫生巾的刺激

E．以上都是

5．下列不属于外阴炎的临床表现的是（　　）。

A．外阴皮肤瘙痒　　B．疼痛、烧灼感

C．局部充血、肿胀　　D．可触及肿块

E．严重者可形成溃疡或湿疹

6．下列关于前庭大腺炎的说法，错误的是（　　）。

A．病原体主要为葡萄球菌、大肠杆菌、链球菌、肠球菌

B．常为混合感染

C．炎症急性发作时需卧床休息

D．病原体首先侵犯腺管

E．多发生于双侧

7．下列关于前庭大腺囊肿的说法，正确的是（　　）。

A．囊肿多呈鸭卵形　　B．腺管开口部阻塞，分泌物积聚于腺腔

C．易发生癌变　　D．好发于绝经前后

E．多为双侧

8．最常用的有效治疗前庭大腺囊肿的方法是（　　）。

A．造口术　　B．囊肿剥除术

C．激光　　D．涂抗生素

E．0.1%聚维酮碘坐浴

9．滴虫生长的最适 pH 为（　　）。

A．4.2～5.6　　B．5.2～6.6

C．6.2～7.6　　D．7.5～8.0

E．8.0～8.5

10．下列属于滴虫阴道炎直接传播途径的是（　　）。

A．性生活　　B．公共浴池

C．游泳池　　D．坐便器

E．污染的器械

11．滴虫阴道炎患者的分泌物呈（　　）。

A．豆腐渣样　　B．灰白色、薄而均质

C．黄水样　　D．稀薄脓性、泡沫状

E．白色稠厚

12．滴虫阴道炎典型的临床表现是（　　）。

A．血性阴道分泌物，外阴瘙痒

B．灰白色阴道分泌物，鱼腥样臭味

C．稀薄脓性泡沫状阴道分泌物，外阴瘙痒

D．豆腐渣样阴道分泌物，外阴灼痛

E．黄水样阴道分泌物，外阴瘙痒

13．治疗滴虫阴道炎最常用的药物是（　　）。

A．糖皮质激素　　B．甲硝唑

C．克林霉素　　D．雌激素

E．制霉菌素

14．下列为滴虫阴道炎的治疗方法的是（　　）。

A．甲硝唑 2 g，一次顿服

B．咪康唑栓剂，每晚 1 粒（200 mg），连用 7 日

C．克霉唑栓剂，每日早、晚各 1 粒（150 mg），连用 3 日

D．性伴侣不需要同时进行治疗

E．甲硝唑 200 mg 放于阴道深部，每日 1 次，共 7～10 日

15．下列滴虫性阴道炎治疗期间的注意事项，错误的是（　　）。

A．治愈前避免无保护性交　　B．用药期间禁止饮酒

C．性伴侣同时治疗　　D．滴虫检查阴性时即为治愈

E．内裤、毛巾应煮沸消毒 5～10 分钟

16．外阴阴道假丝酵母菌病主要为（　　）。

A．内源性传染　　B．性交传染

C．经污染衣物间接传染　　D．空气传染

E．母婴传染

17．下列不属于外阴阴道假丝酵母菌病的易感人群的是（　　）。

A．糖尿病患者　　B．孕妇

C．长期应用糖皮质激素者　　D．月经期妇女
E．肥胖者

18．白带为白色稠厚呈凝乳或豆渣样，最可能的疾病是（　　）。
A．前庭大腺炎　　B．滴虫阴道炎
C．萎缩性阴道炎　　D．细菌性阴道病
E．外阴阴道假丝酵母菌病

19．下列关于单纯性外阴阴道假丝酵母菌病的治疗，正确的是（　　）。
A．替硝唑 2 g，一次顿服
B．咪康唑栓剂，每晚 1 粒（200 mg），连用 7 日
C．甲硝唑 200 mg 放于阴道深部，每日 1 次，共 7～10 日
D．性伴侣需要同时进行治疗
E．2%克林霉素软膏于阴道涂布，每晚 1 次，连用 7 日

20．下列不属于细菌性阴道病的病因的是（　　）。
A．频繁性交　　B．多个性伴侣
C．阴道碱化　　D．阴道菌群失调
E．营养不良

21．细菌性阴道病的诊断指标不包括（　　）。
A．检出线索细胞　　B．阴道 pH＜4.5
C．氨臭试验阳性　　D．可见匀质、稀薄白色阴道分泌物
E．阴道 pH＞4.5

22．萎缩性阴道炎的病因为（　　）。
A．卵巢功能衰退　　B．阴道黏膜变薄、萎缩
C．上皮细胞内糖原减少　　D．阴道 pH 升高
E．以上均是

23．萎缩性阴道炎的临床表现不包括（　　）。
A．阴道分泌物增多　　B．外阴瘙痒、灼热
C．分泌物呈灰白色　　D．阴道分泌物可带有淡血性
E．阴道红肿面可见散在出血点

24．萎缩性阴道炎的治疗方法是（　　）。
A．咪康唑栓剂每晚塞入阴道　　B．雌激素制剂局部应用
C．克霉唑栓每晚 1 粒塞入阴道　　D．1%甲紫涂擦阴道
E．制霉菌素 10 万单位每晚塞入阴道

25．需性伴侣同治的为（　　）。
A．细菌性阴道病　　B．萎缩性阴道炎

C．滴虫阴道炎　　D．前庭大腺炎
E．外阴阴道假丝酵母菌病
26．下列组合正确的是（　　）。
A．滴虫阴道炎——血性白带
B．外阴阴道假丝酵母菌病——黄绿色泡沫状分泌物
C．细菌性阴道病——均质稀薄白带
D．萎缩性阴道炎——豆腐渣样白带
E．外阴阴道假丝酵母菌病——米汤样白带
27．下列病原体与宫颈炎无关的是（　　）。
A．大肠杆菌　　B．淋病奈瑟菌
C．沙眼衣原体　　D．细菌性阴道病
E．生殖支原体感染
28．下列关于急性宫颈炎的说法，正确的是（　　）。
A．常见病因是淋病奈瑟菌或沙眼衣原体感染
B．都是经性交传播的
C．不会合并尿路感染
D．治疗措施是局部用药或冷冻术
E．不伴全身症状
29．急性宫颈炎一般不会出现的临床表现为（　　）。
A．外阴瘙痒　　B．下腹包块
C．阴道分泌物呈黏液脓性　　D．宫颈充血、水肿
E．尿急、尿频、尿痛
30．治疗沙眼衣原体感染所致宫颈炎的常用药物是（　　）。
A．青霉素　　B．头孢类
C．干扰素　　D．红霉素
E．大观霉素
31．治疗单纯急性淋病奈瑟菌性宫颈炎常用（　　）。
A．青霉素　　B．干扰素
C．喹诺酮类　　D．第三代头孢菌素
E．红霉素
32．下列关于慢性宫颈炎的说法，错误的是（　　）。
A．常由急性宫颈炎迁延而来
B．宫颈间质内大量慢性炎细胞浸润
C．有的可因病原体持续感染所致，其病原体与急性宫颈炎相似

D．最常见的病理类型是宫颈糜烂，后者是宫颈癌的癌前病变
E．临床多无症状，少数患者可有阴道分泌物增多等

33．宫颈糜烂样改变，可见于（　　）。
A．慢性宫颈炎症　　B．子宫颈柱状上皮异位
C．子宫颈上皮内瘤变　　D．早期子宫颈癌
E．以上都是

34．慢性子宫颈炎的病理表现不包括（　　）。
A．子宫颈管黏膜炎　　B．子宫颈肥大
C．子宫颈息肉　　D．宫颈旧裂伤
E．宫颈糜烂

35．治疗子宫颈息肉时常行（　　）。
A．激光治疗　　B．冷冻疗法
C．无需治疗　　D．微波疗法
E．息肉切除并送病理组织学检查

36．盆腔炎性疾病多发生在（　　）。
A．围绝经期妇女　　B．绝经后妇女
C．性活跃期妇女　　D．初潮前少女
E．老年妇女

37．盆腔炎性疾病不包括（　　）。
A．子宫内膜炎　　B．输卵管炎
C．输卵管卵巢脓肿　　D．盆腔腹膜炎
E．子宫颈炎

38．盆腔炎性疾病的高危因素不包括（　　）。
A．多个性伴侣　　B．宫内节育器放置术
C．细菌性阴道病　　D．无性生活
E．阑尾炎

39．下列关于盆腔炎性疾病的感染途径的说法，错误的是（　　）。
A．沙眼衣原体沿生殖道黏膜上行蔓延
B．产褥感染是经淋巴系统蔓延
C．结核分枝杆菌沿生殖道黏膜上行蔓延
D．阑尾炎可直接蔓延
E．厌氧菌多经淋巴系统蔓延

40．下列不属于盆腔炎性疾病的临床表现的是（　　）。
A．持续性腹痛　　B．阴道分泌物增多

C．可出现消化系统症状　　D．可出现寒战、高热
E．出现血性分泌物

41．盆腔炎性疾病的最低诊断标准是（　　）。
A．下腹痛　　B．宫颈黏液脓性分泌物
C．阴道分泌物中见白细胞　　D．输卵管壁水肿
E．体温超过 38.3℃

42．下列盆腔炎性疾病的治疗措施，错误的是（　　）。
A．卧床休息，以仰卧位为宜
B．给予高热量、高蛋白、高维生素饮食
C．抗菌药物联合应用
D．药物治疗无效可行手术治疗
E．年龄大、双侧附件受累者可行全子宫及双附件切除术

43．盆腔炎性疾病的后遗症不包括（　　）。
A．卵巢囊肿　　B．异位妊娠
C．子宫内膜异位症　　D．不孕
E．盆腔炎症疾病反复发作

44．对盆腔炎性疾病患者可考虑手术治疗的情况是（　　）。
A．消化系统症状严重，恶心、呕吐、腹胀、腹泻
B．B 型超声提示输卵管卵巢脓肿
C．体温超过 38.3℃
D．病情严重出现电解质紊乱
E．抗生素治疗 72 小时，病情加重，盆腔脓肿持续存在

45．女性生殖器结核最常见的传播途径是（　　）。
A．病灶种植　　B．性交传播
C．血行传播　　D．淋巴传播
E．直接蔓延

46．女性生殖器结核最常见的是（　　）。
A．输卵管结核　　B．子宫内膜结核
C．卵巢结核　　D．宫颈结核
E．盆腔腹膜结核

47．子宫内膜结核最可靠的诊断依据是（　　）。
A．子宫输卵管碘油造影　　B．子宫内膜诊刮检查
C．结核分枝杆菌检查　　D．结核菌素试验
E．X 线检查

48. 某女，32 岁，大阴唇下 1/3 处出现红、肿、热、痛 3 天，肿块未触及波动感，此时不宜的处理理措施是（　　）。

A. 卧床休息，保持局部清洁　　B. 全身使用抗生素

C. 1∶5 000 高锰酸钾液坐浴　　D. 外阴部热敷

E. 切开引流

49. 某女，28 岁，诉 3 天来稀薄、泡沫状白带增多，并有外阴瘙痒、灼痛，并伴尿频、尿痛，妇科检查见阴道黏膜充血，后穹窿见多量白带，呈黄白色泡沫状，阴道分泌物悬滴法有阳性发现。应诊断为（　　）。

A. 宫颈糜烂　　B. 淋病

C. 滴虫阴道炎　　D. 外阴阴道假丝酵母菌病

E. 细菌性阴道病

50. 某女，32 岁，诉 4～5 天来外阴瘙痒伴分泌物多。妇科检查：阴道黏膜散在红色斑点，阴道内多量脓性泡沫状分泌物，有臭味。下列处理错误的是（　　）。

A. 取分泌物前 24～48 小时应避免性交

B. 取分泌物前先行碱性液体冲洗

C. 取分泌物行悬滴法检查

D. 检查标本应注意保暖

E. 可疑患者多次悬滴法阴性时，可送分泌物培养

51. 某经产妇，35 岁，外阴奇痒，坐卧不安。妇科检查：阴道内白带多，呈白色豆渣样，处女膜缘有白色膜状物。可能的诊断是（　　）。

A. 滴虫阴道炎　　B. 外阴阴道假丝酵母菌病

C. 细菌性阴道病　　D. 萎缩性阴道炎

E. 非特异性阴道炎

52. 女性，56 岁，外阴痒 1 周，白带乳块状，镜检发现真菌菌丝，合理的处理是（　　）。

A. 阴道内放置咪康唑栓剂　　B. 阴道内放置甲硝唑栓

C. 阴道内放置诺氟沙星　　D. 外阴应用氢化可的松软膏

E. 补充雌激素

53. 某女，34 岁，白带增多，灰白色，有鱼腥样臭味，阴道黏膜无明显充血，阴道 pH 值为 5。最可能的诊断是（　　）。

A. 滴虫阴道炎　　B. 细菌性阴道病

C. 外阴阴道假丝酵母菌病　　D. 念珠菌阴道炎

E. 萎缩性阴道炎

54. 某女，26 岁，已婚，有洁癖，一日两次用冲洗液冲洗阴道，近日感外阴瘙痒、分泌物多，前来就诊，下列说法正确的是（　　）。

A. 可能的诊断为滴虫性阴道炎

B. 常规化验如未发现异常，可送细菌培养

C. 首选的治疗药物是甲硝唑

D. 应改为一日三次冲洗阴道，以减少细菌生长

E. 应选用制霉菌素治疗

55. 某女，62 岁，阴道分泌物增多约一周，伴外阴瘙痒。妇科检查：阴道壁充血，有小出血点，阴道分泌物呈脓性。应考虑（　　）。

A. 滴虫阴道炎　　B. 外阴阴道假丝酵母菌病

C. 细菌性阴道病　　D. 萎缩性阴道炎

E. 非特异性阴道炎

56. 某女，65 岁，近半个月来阴道流黄水样分泌物，有时带血，经检查排除恶性肿瘤。应考虑（　　）。

A. 滴虫阴道炎　　B. 萎缩性阴道炎

C. 外阴阴道假丝酵母菌病　　D. 细菌性阴道病

E. 宫颈糜烂

57. 某女，32 岁，白带多，外阴痒。妇科检查：宫颈、阴道充血，分泌物呈脓性，宫颈糜烂样改变，呈颗粒形，占宫颈 2/3 以上，下列治疗方案最佳的是（　　）。

A. 局部物理治疗

B. 中药保妇康栓治疗

C. 局部药物消炎

D. 宫颈锥形切除术

E. 局部消炎后，局部活检，若为阴性，则物理治疗

58. 某女，27 岁，人工流产后 5 日出现发热，体温 38℃。妇科检查：外阴（－），阴道内少许血性分泌物，宫颈充血，子宫正常大，压痛明显。双侧附件区未触及明显增厚，无压痛。本病应首先考虑为（　　）。

A. 盆腔腹膜炎　　B. 输卵管炎

C. 输卵管卵巢囊肿　　D. 子宫内膜炎及子宫肌炎

E. 吸宫不全

59. 某女，36 岁，有盆腔炎性疾病病史，近 4 日高热伴下腹痛。妇科检查：子宫正常大小，左附件区触及包块，压痛，静脉使用抗生素 72 小时无效，腹胀明显。下列处理合理的是（　　）。

A. 中药活血化瘀治疗　　B. 物理治疗

C．继续抗生素治疗　　D．阴道后穹隆切开引流

E．手术治疗

60．某女，36 岁，既往有结核病史。妇科检查：宫颈有乳头状增生，0.5 cm 小溃疡，为明确诊断应行（　　）。

A．腹腔镜检查　　B．子宫内膜诊刮检查

C．X 线检查　　D．子宫输卵管碘油造影

E．结核菌素试验

A3/A4 型题

（1～2 题共用题干）

某女，36 岁，外阴瘙痒 4 日，阴道分泌物增多。妇科检查：阴道黏膜散在出血点，灰白稀薄泡沫状阴道分泌物。

1．取阴道分泌物检查时，下列处理错误的是（　　）。

A．取分泌物前 24～48 小时避免性交

B．取分泌物前避免阴道用药

C．分泌物取出后注意保温

D．分泌物取出后立即在低倍显微镜下检查

E．可行氢氧化钾湿片法检查滴虫

2．若显微镜检查发现滴虫，首选的治疗药物是（　　）。

A．甲硝唑　　B．青霉素

C．红霉素　　D．雌激素

E．阿奇霉素

（3～6 题共用题干）

某女，38 岁，阴道分泌物增多 6 日，外阴瘙痒，查外阴黏膜充血并且有皲裂，阴道弥漫性充血，分泌物呈白色豆渣样。患者有糖尿病史。

3．诊断首先应考虑（　　）。

A．滴虫阴道炎　　B．外阴阴道假丝酵母菌病

C．细菌性阴道病　　D．萎缩性阴道炎

E．子宫颈炎症

4．下列对确诊有帮助的辅助检查方法是（　　）。

A．阴道分泌物悬滴法查滴虫　　B．测阴道分泌物 pH

C．阴道分泌物查找线索细胞　　D．氨臭味试验

E．阴道分泌物湿片检查芽胞和假菌丝

5．若阴道分泌物检查无阳性发现，进一步的处理是（　　）。

A．阴道分泌物滴虫培养　　B．阴道分泌物真菌培养

C．阴道分泌物细菌培养　　D．检查尿糖

E．阴道脱落细胞学检查

6．若病原培养报告为白假丝酵母菌阳性，下列治疗方法正确的是（　　）。

A．甲硝唑400 mg，口服，每日2次，共7日

B．伊曲康唑每次400 mg，每日1次，连用3日

C．咪康唑栓剂，每晚1粒（200 mg），连用7日

D．咪康唑栓剂，每晚1粒（200 mg），连用3日

E．氟康唑200 mg，顿服

（7～8题共用题干）

某女，28岁，阴道分泌物增多6日，伴外阴瘙痒，查外阴无明显异常，阴道黏膜无充血，阴道分泌物稀薄，灰白色，均匀一致，宫颈光滑，无充血。

7．为明确诊断，最重要的辅助检查是（　　）。

A．阴道分泌物悬滴法查滴虫　　B．阴道分泌物检查芽胞和假菌丝

C．阴道分泌物细菌培养　　D．阴道分泌物查找线索细胞

E．阴道细胞学检查

8．若诊断为细菌性阴道病，恰当的治疗方法为（　　）。

A．甲硝唑2 g，一次顿服

B．甲硝唑0.4 g口服，每日2次，连用7日

C．伊曲康唑每次200 mg，每日1次，连用3～5日

D．咪康唑栓剂200 mg，阴道放置，连用7日

E．口服雌激素制剂

（9～12题共用题干）

某女，20岁，有不洁性生活史。自述阴道分泌物增多7日，伴外阴灼热不适，检查见阴道内分泌物增多，宫颈充血，表面有黏液脓性分泌物附着，宫体大小正常，无压痛，附件区检查正常。

9．下列辅助检查对诊断最有帮助的是（　　）。

A．阴道分泌物细菌培养　　B．阴道分泌物滴虫检查

C．阴道分泌物pH测定　　D．宫颈管分泌物检查白细胞

E．阴道分泌物查找线索细胞

10．若宫颈管分泌物显微镜检查提示中性粒细胞＞30／高倍视野，初步诊断考虑为（　　）。

A．滴虫阴道炎　　B．外阴阴道假丝酵母菌病

C．细菌性阴道病　　D．子宫颈炎症

E．盆腔炎性疾病

11．该患者不需要的检查是（　　）。

A．分泌物查找滴虫　　B．分泌物查找线索细胞

C．分泌物淋病奈瑟菌检测　　D．分泌物沙眼衣原体检测

E．高危型 HPV-DNA 检测

12．若分泌物培养报告淋病奈瑟菌阳性，恰当的治疗是（　　）。

A．阿奇霉素　　B．氧氟沙星＋多西环素

C．红霉素＋氧氟沙星　　D．红霉素

E．头孢曲松钠＋多西环素

（13～16 题共用题干）

某女，24 岁，有多个性伴侣，高热伴下腹痛 1 日。查体：T 38.9℃，下腹压痛、反跳痛，宫颈充血、宫颈口有脓性分泌物流出，子宫压痛，附件区压痛。B 型超声提示：盆腔积液。

13．能明确诊断的辅助检查是（　　）。

A．子宫内膜诊刮检查

B．子宫输卵管碘油造影

C．结核分枝杆菌检查

D．阴道分泌物 0.9%氯化钠涂片查找白细胞

E．血培养

14．本例最可能的诊断是（　　）。

A．细菌性阴道病　　B．子宫颈炎症

C．异位妊娠　　D．盆腔炎性疾病

E．子宫内膜结核

15．本例正确的处理应是（　　）。

A．剖腹探查　　B．腹腔镜手术

C．静滴广谱抗生素　　D．理疗

E．阴道后穹隆切开引流

16．如用抗生素，下列配伍方案较合理的是（　　）。

A．氧氟沙星＋多西环素　　B．头孢曲松钠＋多西环素

C．环丙沙星＋庆大霉素　　D．甲硝唑＋克林霉素

E．氨苄西林＋甲硝唑

（17～19 题共用题干）

某女，28 岁，结婚 3 年未孕，低热数月，近 5 个月月经稀少。妇科检查：子宫略小，

轻压痛，双附件轻压痛，右附件区可触及包块，质硬，表面不平，活动度差。

17. 为明确诊断，应做的辅助检查是（　　）。

A. 腹腔镜检查　　B. 血 C-反应蛋白检查

C. 阴道超声检查　　D. 子宫内膜诊刮检查

E. 红细胞沉降率检查

18. 最可能的诊断是（　　）。

A. 生殖器结核　　B. 盆腔炎性疾病

C. 慢性子宫颈炎　　D. 异位妊娠

E. 卵巢囊肿

19. 本例主要的治疗措施是（　　）。

A. 理疗　　B. 中药活血化瘀

C. 口服甲硝唑　　D. 广谱抗生素治疗

E. 抗结核药物治疗

B 型题

（1～2 题共用备选答案）

A. 经血液循环传播　　B. 经淋巴系统蔓延

C. 沿生殖道黏膜上行传播　　D. 直接蔓延

E. 间接接触传播

1. 淋病奈瑟菌的主要传播途径是（　　）。

2. 结核分枝杆菌的主要传播途径是（　　）。

（3～5 题共用备选答案）

A. 滴虫阴道炎　　B. 外阴阴道假丝酵母菌病

C. 细菌性阴道病　　D. 萎缩性阴道炎

E. 非特异性外阴炎

3. 阴道分泌物增多，有鱼腥样臭味，阴道黏膜无明显充血，阴道 pH＞4.5 的是（　　）。

4. 孕妇、糖尿病患者及长期应用糖皮质激素的患者易发生（　　）。

5. 阴道分泌物呈稀薄脓性、泡沫状，有臭味的是（　　）。

（6～8 题共用备选答案）

A. 细菌性阴道病　　B. 卵巢囊肿

C. 子宫颈炎　　D. 盆腔炎性疾病

E. 输卵管结核

6. 输卵管增粗、肥大，伞端外翻如烟斗状，诊断为（　　）。

7. 高热，下腹痛，左附件区可触及包块，有压痛，最可能的诊断为（　　）。

8. 阴道分泌物增多，妇科检查见宫颈充血、水肿、黏膜外翻，最可能的诊断为（　　）。

案例分析题

案例一

某女，24 岁，已婚。白带增多 1 周，伴外阴瘙痒前来就诊。患者 1 周前去公共浴池洗浴后，觉白带明显增多，黄色稀薄有臭味，同时外阴瘙痒，性交痛，时有尿频、尿急，无腹痛，无发冷、发热，未经诊治来诊。月经正常。

体格检查：全身状况好，未发现异常。

妇科检查：外阴阴道口周围及阴道壁黏膜至宫颈可见明显充血，红色斑点，阴道内多量脓性、较稀薄的分泌物，有臭味。

阴道分泌物检查：取少量阴道分泌物加 1 小滴生理盐水混合后，低倍镜下可见呈波状运动而移动位置的小体及成堆的白细胞。

思考：

1. 本例最可能的诊断是什么？诊断依据是什么？

2. 请给出合理的治疗措施。

案例二

某女，30 岁，已婚。外阴瘙痒、灼痛半个月，白带黄色黏稠块状，时有尿痛及性交痛，曾用外用洗药治疗 1 周，未见明显好转。无明显腹痛。既往：患慢性气管炎，使用先锋霉素、青霉素等已 3 个月。

体格检查：未发现异常。

妇科检查：外阴可见搔抓痕迹，阴道口黏膜及小阴唇内侧可见白色膜状物，棉球擦除后见红肿黏膜，阴道内多量黄白色、稠厚豆腐渣样分泌物，阴道壁黏膜充血明显。阴道分泌物检查：悬滴法在显微镜下可见芽胞和假菌丝。

思考：

1. 本例最可能的诊断是什么？诊断依据是什么？

2. 请给出合理的治疗措施。

案例三

某女，24 岁，白带增多，尿痛、尿频 2 天就诊，有多个性伴侣。妇科检查：外阴充血，阴道内有大量脓性分泌物，挤压阴道前壁，尿道口有脓溢出，宫颈充血水肿，有脓性分泌物流出，子宫、双附件异常。

思考：

1. 本例最可能的诊断是什么？哪项检查有助于确诊？

2. 请给出合理的治疗措施。

【参考答案】

A1/A2 型题

1. C　2. D　3. D　4. E　5. D　6. E　7. B　8. A
9. B　10. A　11. D　12. C　13. B　14. A　15. D　16. A
17. D　18. E　19. B　20. E　21. B　22. E　23. C　24. B
25. C　26. C　27. A　28. A　29. B　30. D　31. D　32. D
33. E　34. D　35. E　36. C　37. E　38. D　39. C　40. E
41. D　42. A　43. C　44. E　45. C　46. A　47. B　48. E
49. C　50. B　51. B　52. A　53. B　54. C　55. D　56. B
57. E　58. D　59. E　60. B

A3/A4 型题

1. E　2. A　3. B　4. E　5. B　6. C　7. D　8. B
9. D　10. C　11. E　12. E　13. D　14. D　15. C　16. B
17. D　18. A　19. E

B 型题

1. C　2. A　3. C　4. B　5. A　6. E　7. D　8. C

案例分析题

案例一

1. 诊断：滴虫阴道炎（合并细菌感染）。诊断依据：因患者去公共浴池洗澡后白带增多，有臭味，外阴痒，性交痛。检查阴道口周围及阴道壁黏膜至宫颈均可见明显充血，红色斑点，阴道内多量脓性稀薄臭味的白带。阴道分泌物检查可见呈波状蠕动而移动位置的滴虫，说明滴虫感染的基础上有细菌混合感染，尿频、尿急说明合并尿道口感染。而单纯滴虫感染，为黄白色稀薄泡沫状白带，白带无明显异味。

2．治疗措施：① 全身用药：甲硝唑 2 g，一次顿服；② 性伴侣治疗：性伴侣应同治，治愈前应避免无保护性性交；③ 杀灭病原体：为避免重复感染，内裤、洗涤用的毛巾应煮沸 5～10 分钟。

案例二

1．诊断：外阴阴道假丝酵母菌病（并尿路感染）。诊断依据：患者有长期应用抗菌素病史，外阴痒痛，有尿痛及性交痛。查体：外阴有搔抓痕迹，阴道口黏膜及小阴唇内侧可见白色膜状物，棉球擦除后见红肿黏膜，典型假丝酵母菌性阴道炎的白带，黄白色稠厚，豆腐样分泌物。阴道分泌物悬滴法：显微镜下可见芽胞和假菌丝。

2．治疗：① 消除诱因：及时停用抗生素，勤换内裤并用开水烫洗；② 用药：局部用药可选用咪康唑栓剂、克霉唑栓剂或制霉菌素栓剂放于阴道内，全身用药可口服氟康唑或伊曲康唑。

案例三

1．诊断：淋病奈瑟菌性宫颈炎。取宫颈管分泌物涂片及淋病奈瑟菌培养有助于诊断。

2．治疗：主张大剂量、单次给药，首选第三代头孢菌素，如头孢曲松钠 250 mg 单次肌内注射，阿奇霉素 1 g 单次顿服，大观霉素 4 g 单次肌内注射。

第十八章　外阴上皮非瘤样病变

【基本要求】

1. 掌握：外阴上皮非瘤样病变的分类、临床表现、诊断及治疗。
2. 熟悉：外阴上皮非瘤样病变的病理特点及癌变倾向。
3. 了解：外阴上皮非瘤样病变的病因。
4. 具备诊治外阴上皮非瘤样病变的能力，能进行外阴活组织检查。
5. 关心、体贴患者，保护患者隐私；能与患者及家属进行有效的沟通，开展健康教育，使之配合治疗。

【重点】外阴上皮非瘤样病变的分类、临床表现、诊断及治疗。

【难点】外阴上皮非瘤样病变的病理及临床表现。

【习　题】

A1/A2 型题

1. 外阴鳞状上皮增生的病因可能是（　　）。
   A. 免疫功能低下　　B. 外阴过敏
   C. 营养不良　　D. 代谢紊乱
   E. 阴道分泌物刺激、皮肤长期处于潮湿状态
2. 下列关于外阴鳞状上皮增生的病理变化的说法，错误的是（　　）。
   A. 表皮层角化过度　　B. 表皮层角化不全
   C. 棘细胞层不规则增厚　　D. 上皮脚之间真皮层乳头明显
   E. 上皮层细胞大小异常
3. 外阴鳞状上皮增生的确诊依据是（　　）。
   A. 病变部位　　B. 临床表现
   C. 组织学活检　　D. 病程长短

E．X 线平片

4．下列关于外阴鳞状上皮增生的临床表现的叙述，正确的是（　　）。

A．多见于围绝经期妇女　　B．主要累及小阴唇

C．初期病变皮肤呈白色　　D．病变多在一侧

E．外阴瘙痒难耐

5．外阴鳞状上皮增生最主要的症状是（　　）。

A．皮肤变白　　B．外阴瘙痒

C．外阴肿胀　　D．外阴疼痛

E．外阴结节

6．下列不属于外阴硬化性苔藓的临床表现的是（　　）。

A．任何年龄均可发生　　B．轻度皮肤痒感

C．病变多呈对称性　　D．早期皮肤变白变薄

E．晚期皮肤菲薄皱缩

7．外阴硬化性苔藓的治疗，多不采用（　　）。

A．禁用刺激性液体擦洗　　B．手术治疗

C．局部类固醇激素治疗　　D．口服阿维 A 胶囊

E．激光治疗

8．下列关于外阴上皮内非瘤样病变的说法，正确的是（　　）。

A．外阴鳞状上皮增生常恶变，故宜早期手术治疗

B．外阴单纯性苔藓如不及时治疗，将进展为外阴硬化性苔藓

C．恶变率很低，多不采用手术治疗

D．根据临床症状和体征即可诊断

E．保持外阴皮肤清洁干燥，勤用肥皂水擦洗

9．下列关于手术治疗外阴上皮非瘤样病变的说法，正确的是（　　）。

A．绝经后妇女癌变率高，应积极手术治疗

B．手术治疗较彻底，不易复发

C．常发生恶变，应尽早手术治疗

D．已恶变或有恶变可能者才采用手术治疗

E．手术治疗能根治，是常用的治疗手段

10．下列关于外阴上皮非瘤样病变的一般治疗，错误的是（　　）。

A．禁饮酒，禁辛辣食物

B．保持外阴皮肤清洁干燥

C．瘙痒严重时，可用肥皂水擦洗

D．内裤要宽松、透气

E. 严重瘙痒影响睡眠者，可予镇静、安眠或抗过敏药物

11. 某女，50 岁，因外阴瘙痒而就医，组织病理为增生型营养不良，下列治疗正确的是（　　）。

A. 补充多量维生素　　B. 全身＋局部治疗

C. 全身治疗　　D. 及早手术治疗

E. 活检有非典型增生时手术治疗

12. 某女，37 岁，自觉外阴发痒 2 年余，未做外阴活检，检查发现大阴唇、阴唇间沟、阴蒂包皮皮肤呈白色，皮肤增厚似皮革，最可能的诊断是（　　）。

A. 外阴鳞状上皮增生　　B. 外阴硬化性苔藓

C. 外阴湿疹　　D. 细菌性阴道病

E. 外阴神经性皮炎

A3/A4 型题

（1～3 题共用题干）

某妇女，55 岁，已绝经，外阴瘙痒严重，检查发现大阴唇、阴唇间沟、阴蒂皮肤纹理明显突出，增厚，并有苔藓样变。

1. 本例最可能的诊断是（　　）。

A. 萎缩性阴道炎　　B. 外阴鳞状上皮增生

C. 外阴硬化性苔藓　　D. 非特异性外阴炎

E. 细菌性阴道病

2. 为明确诊断，应做的检查为（　　）。

A. 活检　　B. 根据临床表现即可确诊

C. 阴道分泌物检查　　D. X 线平片

E. B 超检查

3. 下列处理措施错误的是（　　）。

A. 主要在于控制瘙痒症状

B. 可用糖皮质激素类涂抹

C. 长期药物治疗无改善，可采用手术治疗

D. 应及早手术，因其年龄大，恶变可能性大

E. 可激光治疗

（4～6 题共用题干）

某幼女，5 岁，排便后感肛周不适，检查发现外阴及肛周见白色病损坏。

4. 下列说法正确的是（　　）。

A. 其诊断为外阴鳞状上皮增生　　B. 青春期有自愈可能

C．其病因为外阴卫生不良　　D．应积极手术治疗，防止恶变
E．其治疗主要是使用丙酸睾酮局部涂擦

5．其主要治疗应为（　　）。
A．手术切除　　B．丙酸睾酮止痒
C．氢化可的松软膏止痒　　D．肥皂水擦洗
E．无须治疗

6．经治疗缓解后，应（　　）。
A．长期定时随访　　B．理疗
C．手术治疗　　D．可不必再观察
E．氢化可的松长期外用

B 型题

（1～2 共用备选答案）
A．外阴白癜风　　B．外阴鳞状上皮增生
C．外阴白化病　　D．外阴硬化性苔癣
E．外阴阴道假丝酵母菌病

1．外阴瘙痒、皮肤似皮革样增厚，可能的诊断为（　　）。
2．外阴瘙痒、皮肤萎缩变薄、弹性差、小阴唇平坦或消失，可能的诊断为（　　）。

案例分析题

某女，53 岁，因外阴瘙痒及局部皮肤变白 3 年就诊。查体：大阴唇、阴唇间沟、阴蒂包皮皮肤呈白色，皮肤增厚似皮革。

思考：
1．本例最可能的诊断是什么？诊断依据是什么？
2．为进一步确诊，应做何检查？
3．应如何治疗？

【参考答案】

A1/A2 型题

1．E　2．E　3．C　4．E　5．B　6．E　7．B　8．C

9. D　10. C　11. B　12. A

A3/A4 型题

1. B　2. A　3. D　4. B　5. C　6. A

B 型题

1. B　2. D

案例分析题

1. 诊断：外阴鳞状上皮增生。诊断依据：53 岁女性，以外阴瘙痒、外阴皮肤变白为主要症状。查体：大阴唇、阴唇间沟、阴蒂包皮皮肤呈白色，皮肤增厚似皮革。

2. 为进一步确诊，应对外阴病变部位进行组织学检查。

3. 治疗：应保持外阴清洁干燥，避免刺激，用糖皮质激素软膏局部涂抹患处，也可采用聚焦超声或激光治疗。若上述保守治疗无效，或病变已恶变或可疑恶变者，可行手术治疗，远期复发率达 50%左右，术后注意随访。

第十九章　女性生殖器肿瘤

【基本要求】

1. 掌握：宫颈上皮内瘤变、宫颈癌、子宫肌瘤及子宫内膜癌的临床表现、诊断方法、治疗原则；卵巢良、恶性肿瘤鉴别及常见并发症。

2. 熟悉：宫颈上皮内瘤变、宫颈癌的病因、病理；子宫内膜癌的高危因素和预防措施；子宫肌瘤的分类及变性。

3. 了解：外阴肿瘤临床表现及治疗原则；子宫肌瘤的病因；宫颈癌、卵巢肿瘤的临床分期及转移途径；宫内膜癌的临床病理分期及转移途径。

4. 具备诊断早期宫颈癌的能力；能正确进行宫颈细胞学检查、宫颈活检、分段诊断性刮宫。

5. 关心、体贴患者，能与患者及家属进行良好的沟通，鼓励患者顺利完成手术及术后治疗；指导患者树立预防为主的观念，以做到女性生殖系统恶性肿瘤早发现、早诊断、早治疗。

【重点】宫颈上皮内瘤变的定义、病因、诊断及处理原则；宫颈癌的病因、临床表现、早期诊断方法及处理原则；子宫肌瘤的分类、变性、临床表现、诊断与鉴别诊断、处理原则；子宫内膜癌的高危因素、临床表现及诊断、治疗；卵巢肿瘤及并发症的临床表现、诊断方法及处理原则。

【难点】宫颈上皮内瘤变，宫颈癌，子宫肌瘤，子宫内膜癌，卵巢良、恶性肿瘤的诊断和治疗原则。

【习　题】

A1/A2 型题

1．最常见的外阴恶性肿瘤是（　　）。

A．鳞状细胞癌　　　　B．恶性黑色素瘤

C. 疣状癌　　D. 基底细胞癌

E. 前庭大腺癌

2. 外阴良性肿瘤的治疗原则是（　　）。

A. 激光治疗　　B. 冷冻治疗

C. 放射治疗　　D. 化学药物治疗

E. 局部肿块切除

3. 外阴鳞状细胞癌的确诊依靠（　　）。

A. 阴道镜检查　　B. 细胞学检查

C. 活检　　D. 碘试验

E. PCR

4. 女性生殖器官最常见的良性肿瘤是（　　）。

A. 子宫肌瘤　　B. 卵巢肿瘤

C. 卵巢卵泡膜细胞瘤　　D. 纤维瘤

E. 浆液性囊腺瘤

5. 女性生殖器官最常见的恶性肿瘤是（　　）。

A. 子宫颈癌　　B. 子宫内膜癌

C. 输卵管癌　　D. 绒毛膜癌

E. 卵巢肿瘤

6. 导致子宫颈上皮内瘤变和宫颈癌的主要危险因素是（　　）。

A. 性传播疾病　　B. 口服避孕药

C. 性活跃、性生活过早　　D. HPV 感染

E. 服用免疫抑制剂

7. 下列不属于子宫颈上皮内瘤变分级的是（　　）。

A. 轻度不典型增生　　B. 中度不典型增生

C. 宫颈重度糜烂　　D. 重度不典型增生

E. 原位癌

8. 下列关于宫颈上皮内瘤变的说法，错误的是（　　）。

A. CIN 常无特殊症状

B. 大部分 CIN 有 HPV 感染

C. 宫颈上皮内瘤变是宫颈癌的癌前病变

D. 宫颈上皮内瘤变分为 CIN Ⅰ级、CINⅡ级、CINⅢ级

E. 宫颈可见赘生物

9. 子宫颈上皮内瘤变及早期宫颈癌筛查的基本方法是（　　）。

A. 宫颈细胞学检查　　B. 高危型 HPV-DNA 检测

C．阴道镜检查　　D．活检

E．碘试验

10．宫颈癌的好发部位是（　　）。

A．子宫颈阴道部鳞状上皮基底带　　B．子宫颈阴道部鳞状上皮中间带

C．子宫颈阴道部鳞状上皮浅表带　　D．移行带

E．子宫颈管柱状上皮

11．子宫颈癌最常见的转移途径是（　　）。

A．血行转移　　B．淋巴转移

C．直接蔓延　　D．播散种植

E．以上都不是

12．早期宫颈癌最常见的临床表现是（　　）。

A．接触性阴道出血　　B．血性白带

C．泔水样白带　　D．绝经后阴道出血

E．脓性恶臭白带

13．目前宫颈癌的 FIGO 临床分期是根据（　　）。

A．临床症状严重程度　　B．有无淋巴结转移

C．病灶侵犯范围　　D．病理分级

E．术后所见及术后病理分期

14．肿瘤侵犯阴道上 2/3，但无明显宫旁浸润，按 FIGO 的临床分期，应属于（　　）。

A．ⅠA 期　　B．ⅠB 期

C．ⅡA 期　　D．ⅡB 期

E．ⅢA 期

15．确诊宫颈癌最可靠的方法是（　　）。

A．宫颈细胞学检查　　B．碘试验

C．阴道镜检查　　D．宫颈和宫颈管活组织检查

E．影像学和内镜检查

16．宫颈涂片巴氏Ⅲ级，但活检阴性，应（　　）。

A．重复刮片　　B．重复活检

C．诊刮　　D．阴道镜检查

E．小刮匙搔刮宫颈管，刮出物送病理

17．子宫肌瘤好发于（　　）。

A．围绝经期　　B．青少年时期

C．绝经后　　D．育龄期

E．各年龄段

18. 最常见的子宫肌瘤为（　　）。

A. 肌壁间子宫肌瘤　　B. 浆膜下子宫肌瘤

C. 黏膜下子宫肌瘤　　D. 宫颈肌瘤

E. 体部肌瘤

19. 子宫肌瘤在妊娠期间容易发生的变性是（　　）。

A. 玻璃样变　　B. 囊性变

C. 红色变性　　D. 肉瘤变

E. 钙化

20. 子宫肌瘤最常见的症状是（　　）。

A. 下腹包块　　B. 贫血

C. 压迫症状　　D. 阴道分泌物增多

E. 月经量增多、经期延长

21. 诊断子宫肌瘤常用而准确的辅助检查是（　　）。

A. 盆腔 B 型超声检查　　B. 宫腔镜检查

C. MRI 检查　　D. 子宫输卵管造影

E. 腹腔镜检查

22. 与月经量增多关系最密切的是（　　）。

A. 肌瘤的大小　　B. 肌瘤的数目

C. 肌瘤生长的部位　　D. 患者年龄

E. 肌瘤与子宫肌壁的关系

23. 较大的子宫肌壁间肌瘤合并妊娠，出现发热伴腹痛，检查发现肌瘤迅速增大，应想到是肌瘤发生（　　）。

A. 玻璃样变　　B. 囊性变

C. 红色变性　　D. 肉癌变

E. 脂肪变性

24. 下列不属于子宫肌瘤的治疗措施的是（　　）。

A. 随访观察　　B. 放射治疗

C. 手术治疗　　D. 药物治疗

E. 介入治疗

25. 子宫肌瘤手术适应证不包括（　　）。

A. 严重腹痛　　B. 有膀胱压迫症状

C. 反复流产　　D. 贫血，保守治疗无效

E. 围绝经期患者，无症状

26. 下列关于子宫肌瘤的说法，错误的是（　　）。
A. 好发于生育年龄妇女
B. 是最常见的女性生殖系统良性肿瘤
C. 与女性性激素有关
D. 绝经后缩小甚或消失
E. 首选手术治疗

27. 诊断子宫内膜癌最常用、最有价值的方法是（　　）。
A. B 型超声检查
B. 宫腔镜检查
C. 宫腔碘油造影
D. 分段诊刮
E. 宫腔细胞学检查

28. 与子宫内膜癌的发病关系最密切的子宫内膜的变化是（　　）。
A. 子宫内膜腺囊型增生过长
B. 子宫内膜腺型增生过长
C. 子宫内膜不典型增生过长
D. 增殖期子宫内膜
E. 萎缩型子宫内膜

29. 子宫内膜癌最典型的临床症状为（　　）。
A. 绝经后阴道流血
B. 阴道排液增多
C. 经量增多
D. 经间期出血
E. 腰骶部疼痛

30. 下列关于子宫内膜癌的说法，错误的是（　　）。
A. 多见于绝经后妇女
B. 最有价值的诊断方法是分段诊刮
C. 晚期用孕酮治疗有一定效果
D. 晚期应用大剂量雌激素治疗有效
E. 最常见的症状是不规则阴道流血

31. 子宫内膜癌首选的治疗方法是（　　）。
A. 化疗
B. 手术治疗
C. 放疗
D. 免疫治疗
E. 激素治疗

32. 下列关于子宫内膜癌的说法，正确的是（　　）。
A. 40～50 岁妇女居多
B. 较突出的症状是不规则阴道流血
C. 转移早，预后差
D. 晚期用大剂量雌激素治疗有效
E. 宫颈细胞学检查是最有价值的诊断方法

33. 下列属于卵巢上皮性肿瘤的是（　　）。
A. 浆液性囊腺瘤
B. 畸胎瘤
C. 内胚窦瘤
D. 颗粒细胞瘤
E. 库肯勃瘤

34．最常见于儿童及年轻女性的卵巢肿瘤是（　　）。

A．黏液性囊腺瘤　　B．内胚窦瘤

C．颗粒细胞瘤　　D．纤维瘤

E．库肯勃瘤

35．卵巢癌最常见的转移途径是（　　）。

A．沿卵巢血管、淋巴管向上达腹主动脉旁淋巴结

B．从卵巢门淋巴管至髂内、外淋巴结，再经髂总到腹主动脉旁淋巴结

C．沿圆韧带入腹股沟淋巴结

D．血行转移至肝、肺等器官

E．直接侵犯包膜，累及邻近器官，广泛种植于腹膜及大网膜表面

36．下列属于卵巢良性肿瘤的是（　　）。

A．浆液性囊腺瘤　　B．颗粒细胞瘤

C．内胚窦癌　　D．成熟性畸胎瘤

E．未成熟性畸胎瘤

37．卵巢囊肿蒂扭转最主要的症状是（　　）。

A．下腹剧痛　　B．恶心

C．呕吐　　D．腹部压痛

E．腹水

38．诊断卵巢肿瘤的辅助手段中，最常用且诊断率较高的是（　　）。

A．MRI 检查　　B．B 型超声检查

C．细胞学检查　　D．腹腔镜检查

E．腹部 X 线摄片

39．盆腔肿瘤合并胸、腹腔积液，最有可能是（　　）。

A．浆液性囊腺瘤　　B．成熟性畸胎瘤

C．卵泡膜细胞瘤　　D．卵巢纤维瘤

E．无性细胞瘤

40．卵巢肿瘤最常见的并发症是（　　）。

A．蒂扭转　　B．破裂

C．感染　　D．恶变

E．出血

41．恶性卵巢肿瘤的主要治疗手段是（　　）。

A．激素治疗　　B．放射治疗

C．化学药物治疗　　D．手术治疗

E．药物治疗

42．某患者，66 岁，外阴瘙痒久治不愈，局部见丘疹结节，临床诊断为外阴鳞状细胞癌ⅠB 期，最佳的治疗方案是（　　）。

A．单侧外阴切除术　　B. 外阴广泛切除术及腹股沟淋巴结清扫术

C．局部病灶扩大切除术　　D．放疗

E．化疗

43．某女，45 岁，接触性出血 20 天，白带泔水样，有恶臭，宫颈Ⅱ度糜烂，有 4 cm×3 cm 的质脆赘生物，易出血。子宫大小正常，触诊及双附件（－）。最可能的诊断是（　　）。

A．子宫颈上皮内瘤变　　B．宫颈糜烂

C．子宫颈癌　　D．外阴鳞状细胞癌

E．子宫肌瘤

44．某女，39 岁，妇科普查时，宫颈刮片细胞学检查结果为巴氏Ⅲ级，为确诊，应做的检查项目为（　　）。

A．高危型 HPV-DNA 检测　　B．阴道镜检查

C．活检　　D．碘试验

E．B 型超声检查

45．某女，50 岁，白带带血 1 个月，妇科检查宫颈有糜烂，子宫大小正常，附件正常，宫颈活检报告为上皮全层不典型性增生，最恰当的治疗方法是（　　）。

A．激光治疗　　B．广泛子宫切除术＋盆腔淋巴结清扫术

C．刮宫　　D．定期随访

E．宫颈锥切术

46．某女，40 岁，自诉患宫颈糜烂多年，近 2 个月性交后白带中带血。为确诊，最佳的辅助检查方法是（　　）。

A．宫颈细胞学检查　　B．碘试验

C．阴道镜检查　　D．宫颈及宫颈管活组织检查

E．影像学检查

47．某女，50 岁，妇科检查见宫颈肥大，表面呈糜烂状，阴道前穹窿变浅，近宫颈处质硬。盆腔检查未见异常，病理示宫颈鳞癌侵犯间质。其最佳治疗方案为（　　）。

A．宫颈锥切术　　B．子宫全切除术＋双侧附件切除术

C．次广泛子宫切除术　　D．筋膜外全子宫切除术

E．广泛子宫切除术＋盆腔淋巴结清扫术

48．某女，51 岁，发现子宫肌瘤 5 年，绝经 3 年，近来自觉腹部包块迅速增大，应高度怀疑（　　）。

A．玻璃样变　　B．囊性变

C．肉瘤变　　D．红色变性

E．脂肪变性

49．某女，31 岁，因月经量多、不孕就诊，经检查有子宫肌瘤，单个肿瘤，子宫如孕 3 个半月大小，活动，最恰当的处理是（　　）。

A．随访观察　　B．子宫全切术

C．口服米非司酮　　D．子宫肌瘤摘除术

E．子宫肌瘤射频消融术

50．某女，48 岁，体检时发现子宫肌瘤 6 个月。月经周期正常，经量偏少。妇科检查：子宫前位，如孕 2 个月大小，表面不平，有结节状突起，质硬。超声检查结果为多发性肌瘤，肌瘤大小与半年前比较无明显变化。首选的治疗措施是（　　）。

A．随访观察　　B．肌瘤摘除术

C．全子宫次切除术　　D．雄激素治疗

E．子宫次全切除术

51．某女，49 岁，月经正常无不适。普查时发现子宫前壁肌瘤，直径 3 cm 左右。下列叙述错误的是（　　）。

A．单纯子宫肌瘤，且无贫血、压迫症状，可不必手术

B．若肌瘤生长迅速，可手术治疗

C．若肌瘤在患者绝经后仍继续生长，宜手术治疗

D．肌瘤已长大，且患者年龄亦大，恶变机会增多，宜及早手术治疗

E．若肌瘤产生膀胱压迫症状，需手术治疗

52．某女，55 岁，绝经 5 年，近 3 个月阴道水样白带，近半个月出现阴道间断少量流血。查宫颈光滑，宫体稍大且软，附件未扪及。诊刮出较多量较脆内膜。本例最可能的诊断为（　　）。

A．宫颈癌　　B．子宫肌瘤

C．子宫内膜息肉　　D．子宫颈上皮内瘤变

E．子宫内膜癌

53．某女，52 岁，因月经不规则 2 年就诊，当地医院诊断为“功血”，给予人工周期治疗，效果欠佳。妇科检查：外阴阴道（—），宫颈光滑，子宫稍大，略软，双侧附件未触及异常。下列诊疗措施最恰当的是（　　）。

A．剖腹探查　　B．放射治疗

C．应用孕酮　　D．阴道镜检查

E．分段诊刮及病理检查

54．某女，56 岁，绝经 5 年。阴道镜下宫颈活检未见异常，宫颈光滑，子宫稍大，两次宫颈刮片均查到腺癌细胞。为明确诊断应选择（　　）。

A．再次行宫颈刮片查癌细胞　　B．行 B 型超声检查

C．血清 CA125 测定　　D．行分段诊刮活组织检查

E．行宫腔镜检查

55．某女，42 岁，确诊为早期子宫体癌，首选的治疗方法是（　　）。

A．放射治疗，体外照射　　B．化疗

C．肿瘤细胞减灭术　　D．广泛子宫切除及盆腔淋巴结清扫术

E．全子宫及双附件切除术

56．某女，50 岁，右下腹包块半年，最近发现包块迅速增长，伴腹胀、便秘等症状。B 超提示附件区囊实性肿物位大量腹腔积液，首先应考虑的诊断是（　　）。

A．盆腔结核　　B．肝硬化

C．卵巢恶性肿瘤　　D．子宫内膜癌

E．子宫肌瘤肉瘤变

57．某少女，15 岁，腹部叩诊移动性浊音（＋）。肛诊左附件区触及新生儿头大小实性肿瘤，血清甲胎蛋白值＞400 ug/L。本例最可能的诊断为（　　）。

A．卵巢浆液性囊腺瘤　　B．卵巢内胚窦瘤

C．卵巢未成熟性畸胎瘤　　D．卵巢颗粒细胞瘤

E．卵巢纤维瘤

58．某女，28 岁，做体操运动后出现右下腹部剧痛伴呕吐。T 37.3℃，P 96 次 / 分，痛苦面容，下腹软，右下腹压痛。妇科检查子宫正常大小，其右侧扪及直径约 8 cm 的囊性肿块，压痛，近子宫处压痛最明显。白细胞总数 13×10^9/L。本例最可能的诊断是（　　）。

A．右侧输卵管妊娠流产　　B．右侧盆腔炎性包块

C．右侧盆腔脓肿　　D．右侧卵巢肿瘤蒂扭转

E．右侧卵巢肿瘤破裂

59．16 岁少女，剖腹探查见右侧卵巢直径约 9 cm 的实性肿瘤，包膜完整，腹腔液未找到癌细胞。右侧卵巢外观正常，冷冻切片病理结果报告为卵巢颗粒细胞瘤。恰当处理是（　　）。

A．肿瘤切除，术后化疗　　B．肿瘤切除，术后放疗

C．患侧附件切除，术后化疗　　E．患侧附件切除，术后放疗

D．全子宫及双附件切除，术后化疗

60．某女，28 岁，未婚，半年前发现左侧卵巢囊肿直径 6 cm，今晨大便后突发左下腹痛伴恶心、呕吐。妇科检查：左下腹扪及一张力大肿物，有压痛，蒂部最明显，最恰当的处理是（　　）。

A．抗生素治疗　　B．化疗

C．放射治疗　　D．剖腹探查或腹腔镜检

E．查血、尿 HCG

A3/A4 型题

（1～4 题共用题干）

某女，50 岁，因绝经 1 年，性交后出血 1 个月就诊。妇科检查：外阴阴道正常，宫颈前唇中度糜烂样改变，后唇 2.5 cm 菜花样改变，触之出血，宫体正常大小、软，活动，宫旁组织增厚但未达盆壁。

1．本例初步诊断为宫颈癌，最支持该诊断的是（　　）。

A．50 岁

B．绝经 1 年

C．性交后出血 1 个月

D．宫颈前唇中度糜烂样改变

E．宫颈可见直径 2.5 cm 菜花样改变，触之出血，宫旁组织增厚

2．为进一步确诊，首选的检查是（　　）。

A．三合诊检查　　B．阴道镜检查

C．宫颈细胞学检查　　D．分段诊刮

E．宫颈及宫颈管活组织检查

3．经检查确诊为宫颈鳞癌，其分期是（　　）。

A．ⅠB 期　　B．ⅡB 期

C．ⅡA 期　　D．ⅠA 期

E．ⅢB 期

4．首选的治疗措施是（　　）。

A．激素治疗　　B．手术治疗

C．物理治疗　　D．放射治疗

E．药物治疗

（5～6 题共用题干）

某经产妇，35 岁，月经紊乱 1 年有余，1.5～2 个月一次，量无明显增加，晨起触及下腹正中有一肿块而就诊，经检查发现肿物如孕 2 个月大小，质中硬、活动，无压痛，形状不规则。

5．本例最可能的诊断为（　　）。

A．妊娠子宫　　B．充盈膀胱

C．子宫肌瘤　　D．卵巢肿瘤

E．巧克力囊肿

6．可排除妊娠的有效而方便的辅助检查是（　　）。

A．B 超＋HCG 检查　　B．宫颈黏液检查

C．宫腔镜检查　　D．腹腔镜检查

E．阴道镜检查

（7～8 题共用题干）

某女，59 岁，已绝经 7 年，近 3 个月阴道白带多呈水样，近半月出现阴道间断少量流血，查宫颈光滑，宫体稍大且软，附件未扪及。

7．本例最可能的诊断是（　　）。

A．子宫肌瘤　　B．宫颈癌

C．子宫内膜癌　　D．卵巢肿瘤

E．子宫内膜增生过长

8．为确诊，应进行的检查是（　　）。

A．宫腔镜检查　　B．血清 CA125 测定

C．B 型超声检查　　D．分段诊刮宫及活组织检查

E．宫腔细胞学检查

（9～10 共用题干）

某女，18 岁，2 小时前突发左下腹部剧烈疼痛，恶心、呕吐 2 次，体温 37.4℃。肛查：子宫左侧有拳头大、能稍活动、触痛明显的肿块。

9．本病例最可能的诊断是（　　）。

A．输卵管结核　　B．盆腔炎

C．子宫浆膜下肌瘤扭转　　D．卵巢肿瘤蒂扭转

E．卵巢肿瘤破裂

10．本病例应采取的处理措施是（　　）。

A．B 型超声检查以明确诊断　　B．应用广谱抗生素

C．腹腔镜检查明确诊断　　D．严密观察病情进展

E．立即行剖腹探查术

B 型题

（1～2 题共用备选答案）

A．宫颈细胞学检查　　B．阴道镜检查

C．碘试验　　D．宫颈及宫颈管活组织检查

E．宫颈锥形切除

1．普查宫颈癌最常用的方法是（　　）。

2．确诊宫颈癌最可靠的方法是（　　）。

（3～5 题共用备选答案）

A．宫颈癌癌灶浸润膀胱或直肠黏膜

B．宫颈癌癌灶浸润宫旁为主，已达盆壁

C．宫颈癌癌灶累及阴道上 2/3，无明显宫旁浸润

D．宫颈癌癌灶累及宫旁，尚未达盆壁

E．宫颈癌癌灶局限于宫颈

3．宫颈癌 I 期（　　）。

4．宫颈癌ⅡA 期（　　）。

5．宫颈癌ⅡB 期（　　）。

（6～7 题共用备选答案）

A．肌瘤伴钙化　　B．浆膜下肌瘤

C．黏膜下肌瘤　　D．肌壁间肌瘤

E．多发性子宫肌瘤

6．不易引起月经量多的是（　　）。

7．最易引起月经量多的是（　　）。

（8～10 题共用备选答案）

A．子宫肌瘤　　B．子宫内膜癌

C．卵巢恶性肿瘤　　D．宫颈癌

E．宫颈上皮内瘤变

8．绝经后不规则阴道流血最应考虑的诊断是（　　）。

9．育龄妇女月经周期缩短、经量增多、经期延长，最先考虑的诊断是（　　）。

10．老年妇女出现腹胀，检查发现下腹包块，最先考虑的诊断是（　　）。

案例分析题

案例一

某女，34 岁，孕 3 产 1 存 1。白带增多 7 个月，不规则阴道出血 4 个月。病前月经周期规律。7 个月前白带增多为黄白色，以后呈脓性，有臭味。3 个月后开始阴道出血，时多时少，少时呈血性分泌物，阴道置放抗炎栓，不见好转来院就诊。全身检查无特殊。妇科检查：外阴已婚经产型，阴道通畅，内存血性分泌物少许，有臭味，宫颈表面见小溃疡面，宫口显示不清，宫颈约 5 cm，质硬，向上膨大呈桶状，硬，阴道上 1/3 僵硬，有触血，子宫体约孕 8 周大小，宫颈旁有结节状不平感。肛诊直肠软，指套无血。经门诊宫颈活检，病理回报：宫颈低分化鳞癌。

辅助检查：CT 扫描：腹膜后见肿大淋巴结（沿腹主动脉）；B 超：子宫体宫颈增大，子宫壁见癌侵犯；静脉肾盂造影：左肾皮质薄，肾盂积水，输尿管扩张；膀胱及直肠镜检黏膜正常；胸片正常。

思考：

1．本例最可能的诊断是什么？

2．给出其分期依据。

3．给出最恰当的治疗方案。

案例二

患者，女，60 岁，因绝经 7 年，阴道少量不规则出血 4 个月就诊。既往月经规则，$13\frac{5}{28}53$，量中等，无痛经，绝经后无阴道出血、排液史，无白带增多。4 个月前出现不规则少量出血，色红，无腹痛，无分泌物增多，无发热，食欲、大小便无改变，无消瘦。已婚，足月产 2 胎，人流 1 次。有高血压病史 20 年，糖尿病史 5 年。

查体：一般情况好，体胖。BP 150/100 mmHg，心肺无异常，肝脾未及，腹软，未及肿物。

盆腔检查：外阴经产型，阴道畅，黏膜色泽正常，弹性好，宫颈光，未见明显萎缩，宫体前位，正常大小，质软，活动无压痛，双侧附件无增厚，未及肿物。

B 超：子宫 7 cm×5 cm×5 cm，内膜厚 1.3 cm，附件（－）。

化验：血 Hb 12.18%，WBC 6.1 k/mL。尿 Rt 糖（＋），空腹血糖 7.8 mmol/L。

思考：

1．本病应考虑什么诊断？

2．诊断依据是什么？

3．请给出处理原则。

案例三

某女，47 岁，农民，因下腹痛 1 个月，发现阴道突出肿物 10 余天入院。1 个月前突发下腹坠痛如临产，流血多，随即腹痛剧烈，当地医院因检查无腹部体征给予镇静镇痛药，当时腹痛减轻，以后经常有下腹坠痛，伴尿频、便秘，少量阴道出血。半月前发现阴道有脓血性分泌物排出且流血量增多，体温高达 38.5℃。入院前 10 天再经当地医院妇检发现阴道包块，给予表面电凝治疗，后再发脓血性分泌物而来我院。近来觉头昏、乏力、发热，曾给青霉素静点疗效不佳。既往无肝炎、结核及其他病史。月经过多伴经期延长已 1.5 年，末次产于 5 年前。

查体：T 38.5℃，BP 130/90 mmHg。慢性病容，苍白，营养差，自动体位。表浅淋巴结未触及。心肺正常。腹平软，肝脾未及，全腹无压痛，无包块。妇科检查：外阴发育正常，已婚经产型，阴道内见一暗紫色肿物，表面焦痂与脓苔，有接触出血，体积约 6 cm×5 cm×7 cm 大小，实性，与阴道壁不相连。双合诊：阴道肿物上端有一粗蒂（直径约 1.5~2 cm）被一环型组织包围（为宫颈），阴道穹窿软，子宫体中位，宫底部触之有凹陷，不深，但有触痛，子宫体如鹅卵大，光滑，双附件无异常。

思考：

1. 本例最可能的诊断是什么？请给出诊断依据。

2. 解释患者剧烈腹痛原因。

3. 请给出最恰当的处理措施。

【参考答案】

A1/A2 型题

1. A	2. E	3. C	4. A	5. A	6. D	7. C	8. E
9. A	10. D	11. C	12. A	13. C	14. C	15. D	16. E
17. D	18. A	19. C	20. E	21. A	22. E	23. C	24. B
25. E	26. E	27. D	28. C	29. A	30. D	31. B	32. B
33. A	34. B	35. E	36. D	37. A	38. B	39. D	40. A
41. D	42. B	43. C	44. C	45. E	46. D	47. E	48. C
49. D	50. A	51. D	52. E	53. E	54. D	55. E	56. C
57. B	58. D	59. A	60. D				

A3/A4 型题

1. E	2. E	3. B	4. D	5. C	6. A	7. C	8. D
9. D	10. E						

B 型题

1. A	2. D	3. E	4. C	5. D	6. B	7. C	8. B
9. A	10. C						

案例分析题

案例一

1．诊断：宫颈癌，IIIB 期。

2．患者出现左肾输尿管积水，根据 FIGO 分期标准，应划为IIIB 期。CT 示腹主动脉淋巴结转移及 B 超示宫体侵犯不列入分期。直肠膀胱黏膜正常、胸片正常排除Ⅳ期。

3．该患者宫颈癌已超过ⅡA 期，不能手术，且宫颈鳞癌对放疗敏感，疗效好，应给予盆腔大野外照射及腔内照射，放疗前如宫腔有金属环应取出；给予抗生素消除感染，阴道定时冲洗等。

案例二

1．诊断：子宫内膜癌、高血压病、糖尿病。

2．诊断依据：

（1）子宫内膜癌诊断依据：① 60 岁女性，绝经后伴阴道不规则出血 4 个月；② 患者有高血压、糖尿病、肥胖及晚绝经史；③ 查体见宫颈、宫体无萎缩、质软、活动好，附件无增厚；④ B 超：子宫无萎缩，内膜厚达 1.3 cm。

（2）原发高血压诊断依据：① 有高血压史 20 年；② BP 150/100 mmHg。

（3）糖尿病诊断依据：① 糖尿病史 5 年；② 空腹血糖 7.8 mmol/L。

3．处理原则：

（1）如病理证实为子宫内膜腺癌，则应手术治疗。Ⅰ期者应行子宫次广泛切除＋双附件切除。Ⅱ期以上行子宫广泛切除＋双附件＋盆腔淋巴结清扫术。酌情术前术后加用放疗。

（2）术前根据心电图、超声心动、血糖情况，请内科大夫协同治疗，病情稳定后再行手术。

（3）术后注意防止血压、血糖有大的波动。

案例三

1．诊断：子宫黏膜下肌瘤伴感染、子宫不完全内翻、失血性贫血。诊断依据：（1）经量增多，经期延长已有 1.5 年；（2）阴道肿物实性表面规整，与阴道无关，有蒂系于宫腔，宫颈光滑，子宫底部凹陷，肿物蒂被宫颈包绕；（3）阴道肿物表面有脓苔，伴全身发热，体温升高；（4）患者苍白、头晕、乏力。

2．腹痛原因为肌瘤脱至宫颈口时刺激子宫收缩，产生腹痛似临产。脱至阴道后宫缩减轻，腹痛亦缓解，但以后常坠痛，为子宫不完全内翻、供血不好、水肿及肌瘤牵拉所致。

3．治疗：因患者已 47 岁，无生育要求，且肿物蒂较粗短，肿物较大，经阴道钳夹断困难，应开腹行子宫次全切除术。术前应充分抗炎，阴道消毒冲洗，输血纠正贫血、增加营养、恢复体力而达到耐受手术要求。术中切开子宫峡部时断蒂，肌瘤由台下人员经阴道牵出（术前经阴道于肿物上夹持宫颈钳）。防止经腹牵拉肿物造成腹腔及术口感染。

第二十章　妊娠滋养细胞疾病

【基本要求】

1. 掌握：妊娠滋养细胞疾病（包括葡萄胎、侵蚀性葡萄胎、绒癌）的诊断、处理原则。

2. 熟悉：妊娠滋养细胞疾病的鉴别诊断。

3. 了解：妊娠滋养细胞疾病的病因。

4. 具备妊娠滋养细胞疾病的诊治能力。

5. 关心、体贴患者，能与患者及家属进行良好的沟通，帮助患者正确认识妊娠滋养细胞疾病并配合治疗。

【重点】葡萄胎、侵蚀性葡萄胎、绒癌的临床表现、诊断、处理原则。

【难点】妊娠滋养细胞肿瘤的鉴别、化疗。

【习　题】

A1/A2 型题

1. 葡萄胎最常见的临床症状是（　　）。
   A. 停经后阴道流血　　B. 子宫异常增大、变软
   C. 妊娠呕吐　　D. 卵巢黄素囊肿
   E. 腹痛

2. 下列不属于葡萄胎临床表现的是（　　）。
   A. 停经后阴道流血　　B. 子宫异常增大
   C. 高血压　　D. 胎心 160 次/分
   E. 腹痛

3. 葡萄胎首选的治疗措施是（　　）。
   A. 子宫切除　　B. 化疗

C．放疗　　D．清宫

E．保守治疗

4．葡萄胎行清宫术时，下列处理错误的是（　　）。

A．确诊后应及时清宫　　B．须在输液、备血准备下行吸宫术

C．选用大号吸管吸引　　D．刮出物必须送组织学检查

E．子宫大于妊娠 12 周者可一次刮净

5．下列不属于葡萄胎患者随访内容的是（　　）。

A．测定 HCG　　B．月经情况

C．有无咳嗽、咯血　　D．听取胎心

E．妇科检查

6．葡萄胎患者的随访时间为（　　）。

A．1 个月　　B．3 个月

C．半年　　D．1 年

E．2 年

7．下列不属于绒癌的特点的是（　　）。

A．滋养细胞高度增生　　B．不规则阴道出血

C．可发生肺转移　　D．病检有绒毛结构

E．足月分娩后的滋养细胞疾病以绒癌为主

8．下列不属于无转移滋养细胞肿瘤的临床表现的是（　　）。

A．高血压　　B．子宫复旧完全

C．假孕症状　　D．一般有腹痛

E．阴道流血

9．绒癌最常见的转移部位是（　　）。

A．阴道　　B．盆腔

C．肺　　D．肝

E．脑

10．绒癌主要的致死原因是（　　）。

A．脑转移　　B．阴道转移

C．肺转移　　D．肝转移

E．肾转移

11．侵蚀性葡萄胎与绒癌的治疗原则是（　　）。

A．手术治疗　　B．放射治疗

C．放疗为主，手术及化疗为辅　　D．手术为主，化疗及放疗为辅

E．化疗为主，手术及放疗为辅

12．下列关于妊娠滋养细胞肿瘤化疗的说法，错误的是（　　）。

A．低危患者选择单一药物化疗

B．高危患者选择联合化疗

C．每一疗程化疗结束后，应每周一次测定血清 HCG

D．应积极防治各种毒、副作用

E．低危患者首选 EMA-CO 方案

13．下列妊娠滋养细胞肿瘤的随访指导，错误的是（　　）。

A．第 1 次随访在出院后 3 个月

B．化疗停止≥6 个月后方可妊娠

C．3 年后每年随访 1 次直至 5 年

D．5 年后可每 2 年随访 1 次

E．3 个月后，每 6 个月随访 1 次至 3 年

14．某女，停经 90 天，近日阴道有少量不规则出血，小腹隐痛，妇科检查见子宫高达脐，未能触及胎体，B 超显示子宫腔内为落雪状图像，最可能的诊断是（　　）。

A．葡萄胎　　B．侵袭性葡萄胎

C．先兆流产　　D．绒癌

E．子宫肌瘤

15．某女，32 岁，停经 10 周，阴道流血 3 天，伴轻微下腹痛，首选检查应为（　　）。

A．尿妊娠试验　　B．DNA 倍体分析

C．阴道镜检查　　D．B 超检查

E．HCG 测定

16．某女，28 岁，葡萄胎清宫术后 8 周，尿 HCG 阴性，而第 9 周又转为阳性，正确的处理应是（　　）。

A．无须处理　　B．给予抗生素治疗

C．立即行子宫切除术　　D．再次清宫

E．有恶变可能，需进一步确诊

17．某女，葡萄胎 2 次清宫术后 6 个月，阴道断续流血，妇科检查：阴道口 5 点处见 2 cm 紫蓝色隆起物，宫颈光滑，子宫稍大，软，双附件正常。胸片未见异常，尿妊娠试验（＋），挖除阴道病灶病理组织学切片，见到成堆高度增生滋养细胞及血块，无绒毛阴影，最可能的诊断是（　　）。

A．子宫复旧不良　　B．葡萄胎复发

C．流产　　D．绒癌

E．侵蚀性葡萄胎

18．某女，28 岁，已婚，停经 2 个多月，阴道不规则出血 2 周，孕 0 产 0。妇科检查：

宫颈蓝，子宫增大如妊娠 4 个月，附件（－），尿妊娠免疫试验（＋），经刮宫确诊为葡萄胎，下列处理不恰当的是（　　）。

A．需再次行清宫术

B．刮出物应送病理

C．立即行子宫全切术

D．清宫术后应定期检查血 HCG 变化

E．葡萄胎刮宫术后 8 周血 HCG 仍高提示有侵蚀性葡萄胎可能

A3/A4 型题

（1～4 题共用题干）

某女，24 岁，停经 3 个月，少量阴道出血，时出时停，偶有下腹痛。妇科检查：宫颈着色，可见血来自宫腔，子宫增大，宫底位于脐平以下，软，未闻及胎心。

1．应做的辅助检查为（　　）。

A．DNA 倍体分析　　B．血常规

C．B 超　　D．HCG 测定

E．X 线腹部平片

2．本例最可能的诊断是（　　）。

A．葡萄胎　　B．侵袭性葡萄胎

C．先兆流产　　D．绒癌

E．多胎妊娠

3．一经确诊，应首选（　　）。

A．保胎治疗　　B．切除子宫

C．缩宫素静脉点滴　　D．清宫术

E．预防性化疗

4．出院医嘱中重要的一项是（　　）。

A．定期随访　　B．禁性生活

C．禁盆浴　　D．抗炎治疗

E．注意避孕

（5～7 题共用题干）

某女，24 岁，3 个月前曾行引产，术后不久即出现不规则阴道流血，昨日咳嗽，痰中带血来院就诊，妇科检查：子宫稍增大，质软，双侧附件区无异常发现，X 线胸片见双侧肺野多个小结节状阴影，其中几个略大，似棉球样，血中 HCG 为 1 700 kU / L。

5．本例最可能的诊断是（　　）。

A．侵蚀性葡萄胎肺转移　　B．绒癌肺转移

C．继发肺结核　　D．葡萄胎

E．继发大叶性肺炎

6．最佳的治疗措施是（　　）。

A．子宫切除　　B．放疗

C．肺叶切除　　D．化疗

E．清宫

7．若本病例经进一步检查诊断为绒癌（III：7），则其化疗方案首选（　　）。

A．5-FU　　B．KSM

C．MTX　　D．5-FU＋KSM

E．CF

B 型题

（1～2 题共用备选答案）

A．早期妊娠　　B．难免流产

C．先兆流产　　D．异位妊娠

E．葡萄胎

1．某女，停经 2 个月，阴道少许出血，伴腹痛，子宫无明显增大，最可能的诊断是（　　）。

2．某女，停经 2 个月，阴道出血 1 周，子宫明显大于孕月，B 超未见胎心搏动，最可能的诊断为（　　）。

（3～5 题共用备选答案）

A．胎盘残留　　B．葡萄胎

C．侵蚀性葡萄胎　　D．绒癌

E．胎盘部位滋养细胞肿瘤

3．潜伏期在葡萄胎清宫术后 6 个月以内者可能是（　　）。

4．潜伏期在葡萄胎清宫术后 12 个月以上者可能是（　　）。

5．停经后阴道流血伴腹痛者，可能是（　　）。

案例分析题

案例一

某女，22 岁，农民，已婚，孕 1 产 0。停经 3 个月后阴道不规则出血 1 周。平素月经周期规律，停经 40 天开始早孕反应，以后渐重，恶心呕吐频繁，入院时仍未消失但有些减轻。入院 1 周前自觉轻度头晕，下腹有阵发性隐痛，同时出现阴道少量出血，暗红色偶达月经量，血中似有米粒大水泡，未加注意。入院前 3 天咳嗽，偶见痰中带少量血丝，无胸痛。曾于当地口服保胎药及止血药，病来无发冷、发热，无便血、尿血及皮下出血史。既往无疾病记载。4 年前足月顺产一男活婴，体健。

体格检查：T 36.4℃，P 84 次/分，R 20 次/分，BP 150/100 mmHg。营养发育正常，精神不振，无贫血貌，自动体位。心音纯，心律齐。双肺呼吸音清晰。腹软，肝脾未及，无肌紧张，下腹可触及子宫底达脐耻之间，软，无胎块感，有轻压痛。脊柱四肢活动好，双下肢无浮肿。妇科检查：外阴已婚经产型，阴道通畅，内见暗红色血液少许，未见水泡样物，宫口软，子宫体以腹部触诊知约如妊娠 4 个月大小。子宫右侧似可触及约手拳大囊性软包块，界限不甚明显，无压痛。

辅助检查：外周血象 WBC 15×10^9/L，Hb 120g/L，PLT 200×10^9/L。尿常规：尿蛋白（+），未见白细胞、红细胞及管型，静脉血 HCG 1 200 kU/L。B 超：无妊娠胎儿，可见明显增大的宫腔内许多光点和小囊样无回声区。子宫右侧略上见囊性无回声区约 8 cm×9 cm×9 cm，包膜完整。胸片示双肺纹理增强，未见其他异常。

思考：

1．本例最可能的诊断是什么？说出诊断依据。

2．首选的处理措施是什么？

3．出院医嘱的主要内容是什么？

案例二

某女，26 岁，已婚，因葡萄胎在我院行两次刮宫术，末次为两个月前，两次刮宫后阴道流血止。血 HCG 值从两次刮宫后的 522 IU/mL 降到三周前的 132 IU/mL，但患者两周前又开始阴道流血，量少，近两周血 HCG 分别为 341 IU/mL、722 IU/mL。

思考：

1．初步考虑可能的诊断是什么？有哪些诊断依据？

2．为明确诊断，还应进行哪些辅助检查？

3．如何治疗？

【参考答案】

A1/A2 型题

1. A　2. D　3. D　4. E　5. D　6. D　7. D　8. A

9. C　10. A　11. E　12. E　13. B　14. A　15. D　16. E
17. D　18. C

A3/A4 型题

1. C　2. A　3. D　4. A　5. B　6. D　7. D

B 型题

1. D　2. E　3. C　4. D　5. B

案例分析题

案例一

1. 诊断：葡萄胎，中度妊高征，卵巢黄素囊肿。诊断依据：停经 3 个月后阴道出血，血中有水泡，检查见子宫腔内无胎儿、胎盘，为落雪样影像，子宫大于妊娠月份。BP 150/100 mmHg，尿蛋白（+），轻度头晕，子宫右侧囊性包块，B 超显示出液性暗区，包膜完整。

2. 首选处理措施为清宫术。手术可在输血输液下进行，以防子宫出血、休克。

3. 出院医嘱：定期随访。① 葡萄胎清除后每周 1 次 HCG 定量测定，至连续 3 次阴性，以后每月 1 次共 6 个月，再每 2 个月 1 次共 6 个月，自第 1 次 HCG 阴性后共随访 1 年。② 注意有无阴道出血、咳嗽、咯血等症状。③ 妇科检查，必要时可选择盆腔 B 超、X 线胸片或 CT 检查等。随访期间应行可靠的避孕，首选避孕套，不宜用宫内节育器。再次妊娠后应在孕早期行 HCG 及 B 超检查。

案例二

1. 本病的初步诊断：侵蚀性葡萄胎。诊断依据：二次清宫术后，阴道又出现流血；血 HCG 下降后又上升。

2. 辅助检查：B 超观察有无宫腔残留及卵巢黄素囊肿、胸部 X 线或 CT、血 β-HCG 测定等。

3. 治疗原则：排除再次妊娠、黄素囊肿、葡萄胎刮宫后残留等，做出明确诊断后予化疗，如 MTX、5-Fu 等药物化疗。

第二十一章　子宫内膜异位症与子宫腺肌病

【基本要求】

1. 掌握：子宫内膜异位症及子宫腺肌病的定义、临床表现及诊断。

2. 熟悉：子宫内膜异位症及子宫腺肌病的鉴别诊断及治疗原则。

3. 了解：子宫内膜异位症及子宫腺肌病的病因、病理。

4. 具备诊断子宫内膜异位症及子宫腺肌病的能力。

5. 关心、体贴患者，能与患者及家属进行良好的沟通，帮助患者正确认识子宫内膜异位症并配合治疗。

【重点】子宫内膜异位症及子宫腺肌病的病因、病理、临床表现、诊断及防治。

【难点】子宫内膜异位症及子宫腺肌病的防治。

【习　题】

A1/A2 型题

1．子宫内膜异位症的高发年龄是（　　）。

A．20 岁以下　　B．18～30 岁

C．25～35 岁　　D．25～45 岁

E．45 岁以上

2．最易被异位内膜侵犯的部位是（　　）。

A．盆腔腹膜　　B．卵巢

C．输卵管　　D．宫骶韧带

E．直肠子宫陷凹

3．子宫内膜异位症的典型症状是（　　）。

A．经期延长　　B．不孕

C．性交不适　　D．经量增多

E．继发性痛经、进行性加重

4．盆腔子宫内膜异位症的典型体征是（　　）。

A．子宫异常增大、变软

B．附件区压痛

C．宫颈举痛

D．直肠子宫陷凹、宫底韧带或子宫后壁下方可扪及触痛性结节

E．子宫压痛

5．下列关于子宫内膜异位症的说法，错误的是（　　）。

A．痛经呈进行性加重　　B．疼痛程度与病灶大小成正比

C．不孕率达 40%　　D．周期性痛不一定与月经同步

E．病变累及直肠陷凹时可有性交痛

6．继发性痛经和不孕并存的患者多见的疾病是（　　）。

A．子宫肌瘤　　B．多囊卵巢综合征

C．黄体发育不全　　D．子宫内膜炎

E．子宫内膜异位症

7．子宫内膜异位症患者不孕的原因是（　　）。

A．痛经　　B．黄体分泌过多

C．多囊卵巢综合征　　D．闭经

E．卵巢功能异常致排卵障碍

8．确诊子宫内膜异位症的最佳辅助检查方法是（　　）。

A．B 超检查　　B．腹腔镜检查

C．宫腔镜检查　　D．诊断性刮宫

E．血清 CA125 测定

9．子宫内膜异位症的治疗一般不用（　　）。

A．性激素治疗　　B．化疗

C．手术治疗　　D．期待治疗

E．手术与药物联合治疗

10．治疗子宫内膜异位症，切除子宫保留卵巢功能的手术适用于（　　）。

A．35 岁以下，无生育要求的轻症患者

B．30 岁以下，有生育要求者

C．45 岁以下，无生育要求的重症患者

D．45 岁以上的重症患者

E．近绝经的症状较重的患者

11．药物性卵巢切除导致暂时性闭经的药物是（　　）。

A．孕三烯酮　　B．达那唑

C．孕激素　　D．GnRH-a

E．孕激素受体拮抗剂

12．下列关于药物治疗子宫内膜异位症的说法，错误的是（　　）。

A．假孕疗法的药物包括口服避孕药和孕激素

B．假孕疗法的主要药物是孕激素受体拮抗剂

C．假孕疗法的主要药物是高效孕激素

D．药物治疗适用于保守性手术后有小块异位病灶残留者

E．假绝经疗法的药物包括达那唑和孕三烯酮

13．下列预防子宫内膜异位症的措施，错误的是（　　）。

A．宜在月经前做输卵管通畅试验

B．口服避孕药避孕

C．避免多次的宫腔手术操作

D．及时处理宫颈粘连

E．人流吸宫术时，宫腔内负压不宜过高

14．下列关于子宫腺肌病的说法，正确的是（　　）。

A．多数合并子宫内膜异位症

B．多发生于初产妇

C．子宫增大一般超过孕 12 周大小

D．药物可根治

E．主要症状是经量过多、经期延长和逐渐加重的进行性痛经

15．对症状严重、无生育要求的子宫腺肌病患者，首选的治疗措施是（　　）。

A．药物对症治疗　　B．假孕疗法

C．假绝经疗法　　D．病灶挖除术

E．全子宫切除术

16．某女，33 岁，孕 1 产 0，12 岁来月经，28～30 天一次，每次 5 天，量中等，无痛经。但自人工流产后出现痛经，且逐渐加重。妇科检查：子宫后倾固定，阴道后穹隆处可见紫蓝色结节，触痛明显，该患者最可能的诊断为（　　）。

A．子宫内膜炎　　B．原发性痛经

C．子宫肌瘤　　D．子宫内膜异位症

E．继发性痛经

17．某女，30 岁，婚后 4 年未孕，2 年来经血量增多，伴经期腹痛加重。妇科检查：后穹窿可及黄豆大小数个触痛结节，子宫略大，质中等，活动差，子宫右侧可及 6 cm×4 cm×4 cm

包块，质韧，不活动，压痛（+）。本例最可能的诊断是（　　）。

A．卵巢肿瘤　　B．子宫腺肌瘤

C．子宫内膜异位症　　D．右侧卵巢畸胎瘤

E．葡萄胎

18．某女，28 岁，继发不孕，22 岁时人工流产一次，之后患盆腔炎住院治疗。现有痛经及性交痛。妇科检查：子宫后位固定，双附件区增厚，轻度触痛。下一步的处理是（　　）。

A．药物治疗　　B．腹腔镜诊断

C．物理治疗　　D．剖腹探查

E．B 超检查

19．某女，45 岁，孕 2 产 1，继发痛经，近 3 年未做妇科检查。本次因月经第二天感下腹剧痛而入院。患者大汗淋漓，腹部压痛、反跳痛明显，腹肌紧张，血压正常。妇科检查子宫大小基本正常，双侧附件区囊性感，有压痛。B 超两侧附件区有囊性不规则包块。此时最恰当的处理是（　　）。

A．假绝经性激素疗法　　B．后穹隆穿刺

C．假孕疗法　　D．开腹或腹腔镜手术

E．支持疗法+对症处理

20．某女，46 岁，孕 3 产 1，继发性进行性加重痛经 10 余年，患者自述用过很多药均效果不佳，最适宜的处理是（　　）。

A．假孕疗法　　B．假绝经疗法

C．保留卵巢功能手术　　D．根治性手术

E．经阴道后穹隆穿刺抽液治疗

21．某女，40 岁，人工流产术后 10 年不孕，近 2 年来月经量增多，经期腰酸腹坠痛加重，妇科检查：子宫球形增大如孕 50 多天大小，质硬，双附件正常，最可能的诊断是（　　）。

A．子宫肌瘤　　B．子宫腺肌病

C．子宫内膜异位症　　D．子宫内膜癌

E．卵巢肿瘤

22．某女，44 岁，孕 4 产 0，人工流产 1 次。月经量多 2 年，有大血块，伴贫血。查体：子宫中位，如孕 9 周大小，呈球形，质硬，活动，B 超示子宫 11 cm×9 cm×8 cm 大小，后壁明显增厚。下列说法错误的是（　　）。

A．最可能的诊断为子宫腺肌病　　B．不排除子宫肌瘤

C．应做腹腔镜检查明确诊断　　D．可开腹行子宫切除术

E．应做宫腔镜检查除外黏膜下肌瘤

A3/A4 型题

（1～2 题共用题干）

某女，28 岁，不孕，痛经 3 年且逐渐加重。查子宫后壁有 2 个触痛性硬韧结节，右侧附件区扪及鸭卵大、活动不良囊性肿物，压痛不明显。

1．本例右侧附件区囊性肿物最可能是（　　）。

A．卵巢滤泡囊肿　　B．卵巢黄体囊肿

C．卵巢巧克力囊肿　　D．输卵管卵巢囊肿

E．多囊卵巢综合征

2．为进一步确诊，最有价值的辅助检查方法是（　　）。

A．盆腔 CT 检查　　B．盆腔 B 超检查

C．诊断性刮宫　　D．腹腔镜检查

E．血清 CA125 测定

（3～4 题共用题干）

某女，42 岁，因渐进性痛经 1 年，发现卵巢肿块 5 日入院。腹部 B 超检查示：宫体 4.6 cm×4.1 cm，右侧卵巢探及 6.1 cm×8.5 cm。无回声，壁厚，毛糙，边界清。

3．诊断该病最佳的检测方法是（　　）。

A．盆腔 CT 检查　　B．尿常规检查

C．血清 CA125 测定　　D．盆腔 B 超检查

E．腹腔镜检查

4．若腹腔镜检查示：子宫正常大小，右侧卵巢 8.0 cm×8.5 cm，表面光滑，紫蓝色，壁厚，与周围组织粘连，破裂口有巧克力样液体流出。本例最恰当的处理是（　　）。

A．腹腔镜下右侧卵巢切除术　　B．开腹行右侧卵巢切除术

C．腹腔镜下右侧附件切除术　　D．开腹行右侧卵巢巧克力囊肿剥除术

E．腹腔镜下右侧卵巢巧克力囊肿剥除术

（5～7 题共用题干）

某女，30 岁，婚后 3 年未孕，月经规则，近 2 年出现进行性痛经，曾行输卵管通液检查显示通畅。妇科检查：子宫正常大小，后位，不活动，后壁有触痛性小结节，左附件可触及 4 cm×3 cm×3 cm 包块，不活动，有压痛。

5．以下处理不正确的是（　　）。

A．行 B 超检查　　B．行腹腔镜检查

C．试用假孕疗法　　D．口服避孕药治疗

E．行宫腔镜检查

6．为进一步确诊，首选的检查为（　　）。

A．诊断性刮宫　　B．盆腔 B 超检查

C．腹腔镜检查　　D．输卵管碘油造影

E．剖腹探查

7．若已确诊为子宫内膜异位症，下列治疗方式错误的是（　　）。

A．药物治疗控制病情后，使用人工授精助孕

B．可行体外受精-胚胎移植术助孕

C．一直口服避孕药

D．使用孕三烯酮治疗后指导其自然怀孕

E．使用亮丙瑞林皮下注射治疗后指导其自然怀孕

B 型题

（1～3 题共用备选答案）

A．假孕疗法　　B．高效孕激素疗法

C．假绝经疗法　　D．雄激素疗法

E．GnRH-a 治疗

1．长期口服大量高效孕激素时辅以小量雌激素的人工闭经方法属于（　　）。

2．达那唑治疗属于（　　）。

3．药物性卵巢切除的治疗为（　　）。

（4～6 题共用备选答案）

A．根治性手术　　B．达那唑或 GnRH-a 治疗

C．期待治疗　　D．假孕治疗

E．抗感染治疗

4．某女，48 岁，进行性痛经 5 年，妇科检查：子宫大小正常，后倾，欠活动，后壁有 2 个黄豆大小的痛性结节，双侧附件区均可扪及直径约 5 cm 大小的囊性包块，不活动。最佳治疗方案为（　　）。

5．某女，31 岁，孕 1 产 0，有生育要求，痛经，腹腔镜检查发现盆腔多处有蓝紫色结节，手术无法切除干净。最佳治疗方案为（　　）。

6．某女，25 岁，婚后 3 个月，孕 1 产 0，轻度痛经，因右卵巢畸胎瘤行腹腔镜手术治疗，术中发现盆腔有散在紫蓝色结节多个，双侧输卵管通畅。首选的治疗措施是（　　）。

案例分析题

某女，农民，38 岁，孕 3 产 1。因渐重性痛经 5 年，经第 1 天突发下腹部剧痛 5 小时

急诊入院。5 年前，于当地医院行人工流产术，术后月经复潮即感经期腹痛，渐重，经前 1 天出现，以期 1～2 天疼痛较重呈持续性，月经净后腹痛消失。疼痛半年后来我院就诊，妇检发现子宫直肠陷凹有 3 个黄豆大小的痛性结节，子宫及宫旁无特殊。给予观察保守治疗，口服止痛剂等。2～3 年后痛经减轻，但有稀便，伴里急后重感，再来诊，发现盆腔包块约女拳大位于子宫左后方，不活动，囊性感。查 CA125 为 30 μg/L，给予达那唑口服，2 个月后觉性欲减退、潮热、月经消失，自停用。以后未治疗。此次月经第 1 天突发下腹剧痛，伴呕吐一次，肛门坠胀感急来我院。病来无发冷、发热，无尿血、便血，无腹胀、腹水、消瘦史。

体格检查：T 37.3℃，P 84 次/分，R 20 次/分，BP 120/80 mmHg，发育正常，营养中等，神清，痛苦面容，被动体位。眼结膜无苍白，巩膜无黄染。颈软。心肺无异常。腹平坦，无肠型及蠕动波，腹部未及包块，肌紧张（＋），下腹压痛及反跳痛明显，移动性浊音（－）。脊柱四肢活动好，双下肢无浮肿。

妇科检查：外阴已婚经产式，阴道通畅，内存少量月经血，宫颈光滑，子宫因腹肌紧张触诊不清，于左侧穹窿可及一囊性包块，不活动，有压痛，大小不清。

辅助检查：血常规 WBC 10×10^9/L，Hb 120 g/L。尿常规正常。B 超检查子宫后位，7 cm×5 cm×3 cm，左侧宫旁可探及回声不均的囊性包块，包膜完整，约 6 cm×6 cm×5 cm。盆腔探及游离之液性暗区，回声较强。

思考：

1. 请给出诊断及诊断依据。

2. 请给出治疗方案。

【参考答案】

A1/A2 型题

1. D　2. B　3. E　4. D　5. B　6. E　7. E　8. B
9. B　10. C　11. D　12. B　13. A　14. E　15. E　16. D
17. C　18. B　19. D　20. D　21. B　22. C

A3/A4 型题

1. C　2. D　3. E　4. E　5. E　6. C　7. C

B 型题

1. A　2. C　3. E　4. A　5. B　6. C

案例分析题

1. 诊断：子宫内膜异位症，卵巢巧克力囊肿破裂。诊断依据：（1）5 年前人工流产后痛经进行性加重，经查子宫直肠陷凹有痛性结节，以后发展增大。（2）病程长、盆腔囊性包块约女拳大小，无发冷、发热史，无非经期疼痛；CA125 为 30 μg/L 属正常。（3）下腹部压痛、反跳痛、肌紧张，B 超示盆腔包块，包膜不整，为囊肿破裂体征。

2. 治疗：立即手术，清除病灶。可视患者是否要求生育而保留子宫。

第二十二章　月经失调

【基本要求】

1. 掌握：功能失调性子宫出血、闭经、多囊卵巢综合征、围绝经期综合征的概念；功血的临床表现、诊断及治疗原则。

2. 熟悉：功血的病因、病理、分类；闭经的病因、分类、诊断及治疗；绝经综合征的临床表现及治疗原则。

3. 了解：痛经的临床表现、诊断及治疗；多囊卵巢综合征的临床表现、治疗原则；绝经综合征的病因。

4. 具备较强的综合分析能力，能及时发现女性的内分泌异常情况，并有正确处理月经失调的能力；能进行卵巢功能检查。

5. 关心、体贴患者，能与患者及家属进行良好的沟通，帮助患者正确认识月经失调并配合治疗。

【重点】功能失调性子宫出血、闭经、多囊卵巢综合征、围绝经期综合征的临床表现、诊断、治疗原则。

【难点】功能失调性子宫出血、闭经、多囊卵巢综合征、围绝经期综合征的诊断。

【习　题】

A1/A2 型题

1. 功能失调性子宫出血是指（　　）。

A. 生育年龄的子宫异常出血　　B. 青春期子宫异常出血

C. 绝经过渡期子宫异常出血　　D. 神经内分泌失常引起的异常子宫出血

E. 器质性疾病导致的子宫出血

2. 青春期无排卵性功血的病因是（　　）。

A. FSH 呈持续高水平

B. 月经中期 LH 高峰形成

C. FSH 与 LH 相对增高

D. 卵泡对促性腺激素的感应性降低

E. 下丘脑-垂体-卵巢轴激素间的反馈调节尚未成熟

3. 下列不属于无排卵性功血的病理改变的是（　　）。

A. 子宫内膜腺瘤样增生过长　　B. 萎缩型子宫内膜

C. 子宫内膜不典型增生　　D. 增生期子宫内膜

E. 子宫内膜腺囊型增生过长

4. 无排卵性功血最常见的症状是（　　）。

A. 出血时伴有下腹痛　　B. 不规则子宫出血

C. 月经周期紊乱　　D. 大量出血

E. 经期正常

5. 下列关于无排卵性功血的说法，正确的是（　　）。

A. 子宫内膜为混合型内膜　　B. 多发生在青春期和绝经过渡期

C. 出血主要取决于孕激素撤退　　D. 基础体温呈双相型

E. 产后哺乳期为最常见的发生时间

6. 下列应考虑为功血的是（　　）。

A. 月经过多＋进行性痛经　　B. 月经周期紊乱＋贫血

C. 月经过多＋甲低　　D. 月经周期紊乱＋子宫增大

E. 月经不调＋甲亢

7. 青春期与绝经过渡期功血的治疗原则中不同的是（　　）。

A. 止血　　B. 调整周期

C. 减少经量　　D. 改善全身状况

E. 促排卵

8. 40 岁月经失调患者，以手术切除子宫为佳的疾病是（　　）。

A. 增殖期子宫内膜　　B. 子宫内膜剥脱不全

C. 萎缩型子宫内膜　　D. 子宫内膜不典型增生

E. 子宫内膜单纯型增生

9. 黄体功能不足患者，基础体温双相，周期缩短，正确的治疗方案是（　　）。

A. 雌、孕激素序贯疗法　　B. 低温相时给孕激素

C. 低温相时给雌激素　　D. 口服短效避孕药

E. 排卵后肌注黄体酮 10 mg/日，10～14 日

10．下列关于黄体发育不足的说法，错误的是（　　）。

A．基础体温双相型　　B．常不孕或早孕时易流产

C．黄体期缩短　　D．基础体温下降缓慢

E．子宫内膜分泌反应不良

11．最为常见的闭经是（　　）。

A．下丘脑性闭经　　B．垂体性闭经

C．卵巢性闭经　　D．子宫性闭经

E．内分泌功能异常引起的闭经

12．Asherman 综合征是指（　　）。

A．先天性卵巢发育不全引起的闭经

B．闭经溢乳综合征

C．腺垂体多种激素分泌减退或缺乏引起的闭经

D．营养不良导致的闭经

E．子宫内膜损伤引起宫腔粘连或闭锁而引起的闭经

13．下列不属于下丘脑性闭经的病因的是（　　）。

A．长期精神压抑　　B．长期应用避孕药

C．营养不良　　D．席汉综合征

E．运动性闭经

14．下列提示为子宫性闭经的是（　　）。

A．给予孕酮，有子宫出血

B．给予孕酮，无子宫出血

C．雌、孕激素序贯用药，有子宫出血

D．雌、孕激素序贯用药，无子宫出血

E．给予促性腺激素，有子宫出血

15．闭经时孕激素试验（＋）表示（　　）。

A．病变在子宫内膜　　B．子宫内膜受雌激素影响

C．卵巢无性激素分泌　　D．垂体功能减退

E．患者体内雌激素水平低下

16．闭经患者垂体兴奋试验（＋），表示（　　）。

A．原发性闭经　　B．有排卵

C．子宫性闭经　　D．垂体性闭经

E．下丘脑性闭经

17．雌、孕激素替代治疗适用于（　　）。

A．下丘脑功能不足者　　B．阴道闭锁者

C．子宫发育不良者　　D．垂体功能不足者

E．Asherman 综合征

18．下列关于多囊卵巢综合征的描述，错误的是（　　）。

A．不孕　　B．多毛、痤疮

C．卵巢功能失调　　D．雄激素过多

E．无排卵

19．多囊卵巢综合征多起病于（　　）。

A．儿童期　　B．青春期

C．妊娠期　　D．围绝经期

E．绝经后

20．多囊卵巢综合征患者，妇科检查时最典型的体征是（　　）。

A．子宫增大　　B．单侧卵巢增大

C．双侧卵巢增大　　D．阴毛稀疏

E．子宫与双侧卵巢均明显增大

21．多囊卵巢综合征的内分泌特征是（　　）。

A．雄激素过多　　B．孕激素过多

C．雌酮过少　　D．胰岛素过少

E．LH/FSH 比值减小

22．多囊卵巢综合征患者血清 FSH 和 LH 的变化是（　　）。

A．FSH 升高　　B．LH 偏低

C．FSH/LH 比值减小　　D．LH 升高

E．月经中期形成 LH 峰

23．腹腔镜下多囊卵巢的典型特征不包括（　　）。

A．卵巢均匀性增大　　B．卵巢白膜增厚

C．白膜下见多个不成熟卵泡　　D．卵巢表面血管显著

E．有少量成熟卵泡

24．多囊卵巢综合征患者月经失调多表现为（　　）。

A．月经频发　　B．经量过多

C．痛经　　D．月经稀发或闭经

E．经量无规律性

25．多囊卵巢综合征患者行诊断性刮宫时机应选择在（　　）。

A．月经第 1 日　　B．月经第 2 日

C．月经干净后第 1 日　　D．月经干净后第 7 日

E．月经前数日或月经来潮 6 小时内

26. 围绝经期内分泌变化最早的是（　　）。

A. 卵巢功能衰退　　B. 下丘脑功能退化

C. 垂体功能退化　　D. 雌激素分泌增多

E. 促性腺激素分泌减少

27. 绝经期患者与雌激素下降无关的是（　　）。

A. 潮热　　B. 皮肤变薄

C. 子宫内膜增生　　D. 性交困难

E. 骨质疏松

28. 围绝经期患者月经紊乱主要表现为（　　）。

A. 月经稀发　　B. 月经频发

C. 月经周期不规律　　D. 经量减少

E. 闭经

29. HRT 治疗的绝对禁忌证不包括（　　）。

A. 可疑乳腺癌　　B. 子宫内膜癌

C. 生殖道异常出血　　D. 心脏病

E. 重症肝脏疾病

30. 不属于 HRT 禁忌证的是（　　）。

A. 偏头痛　　B. 血栓性静脉炎

C. 肝炎　　D. 乳腺癌病史

E. 骨质疏松

31. HRT 治疗主要的药物是（　　）。

A. 孕激素　　B. 雌激素

C. 雄激素　　D. FSH

E. GnRH

32. 单用雌激素治疗绝经综合征适用于（　　）。

A. 月经失调而无绝经症状患者　　B. 合并肝脏疾病患者

C. 子宫已切除患者　　D. 严重骨质疏松患者

E. 合并糖尿病患者

33. 某女，45 岁，月经 4～9/18～30 天，量多，基础体温呈单相，诊断为（　　）。

A. 无排卵性功血　　B. 黄体功能不足

C. 月经过多　　D. 围排卵期出血

E. 子宫内膜不规则脱落

34. 某女，43 岁，月经周期延长，约 2 个月来潮一次，经期 8～10 日，经量多。为确诊生殖内分泌失常类型，在月经来潮前 4 日检查，最有价值的辅助检查方法应是（　　）。

A. 测基础体温　　B. 凝血功能检查
C. 血清性激素测定　　D. 子宫内膜活组织检查
E. 盆腔 B 型超声检查

35. 某女，45 岁，停经 42 天开始阴道流血持续 2 周，基础体温单相，首选的措施是（　　）。

A. 雌、孕激素序贯法　　B. 大量孕激素止血
C. 大量雌激素止血　　D. 手术治疗
E. 诊刮＋病理

36. 某女，30 岁，月经 4～5/24～25 天，习惯性流产 3 次，基础体温呈双相，高温相持续 8～10 天，应诊断为（　　）。

A. 黄体功能不足　　B. 子宫内膜不规则脱落
C. 围排卵期出血　　D. 无排卵性功血
E. 月经过多

37. 某女，28 岁，产后 8 个月，月经周期延长，基础体温呈双相，但高温相下降迟缓，诊断为（　　）。

A. 妊娠　　B. 无排卵性功血
C. 黄体功能不足　　D. 先兆流产
E. 子宫内膜不规则脱落

38. 某女，30 岁，月经 8～10/28 天，基础体温呈双相，但高温相下降迟缓，月经第 5 天刮宫病理应为（　　）。

A. 蜕膜样组织　　B. 分泌晚期内膜
C. 增生期内膜　　D. 出血坏死组织
E. 新增生及分泌期的内膜共存

39. 某患者，人流后 1 年未见月经来潮，子宫、附件均正常，孕激素试验（－），基础体温双相，人工周期治疗 3 个月仍不见月经，其闭经原因可能是（　　）。

A. 子宫内膜损伤　　B. 卵巢病变
C. 垂体病变　　D. 下丘脑病变
E. 高催乳素血症

40. 某患者，35 岁。继发闭经 1 年，雌激素试验（＋），FSH、LH 值均<5 U/L，多次重复垂体兴奋试验无反应，闭经的原因在（　　）。

A. 丘脑下部　　B. 卵巢
C. 垂体　　D. 子宫

E．肾上腺

41．某患者，36 岁。继发闭经 1 年，伴有潮热，出汗，心烦，血 FSH＞40 U/L，其闭经原因可能是（　　）。

A．卵巢功能早衰　　B．子宫内膜炎

C．垂体性闭经　　D．下丘脑性闭经

E．内分泌功能异常

42．某患者，37 岁。闭经半年，雌激素试验（＋），FSH>40U/L，闭经诊断为（　　）。

A．垂体性　　B．卵巢性

C．子宫性　　D．下丘脑性

E．肾上腺性

43．雌激素试验（＋），FSH、LH 均＜5 U/L，为确定病变在垂体或下丘脑，应选择（　　）。

A．孕激素试验　　B．垂体兴奋试验

C．雌孕激素序贯试验　　D．甲状腺功能检查

E．基础体温测定

44．某女，22 岁，未婚，原发性闭经，第二性征发育正常，孕激素试验（－），下一步应做的检查是（　）。

A．垂体兴奋试验　　B．FSH、LH 测定

C．雌孕激素序贯试验　　D．血甾体激素测定

E．子宫、输卵管造影

45．某女，40 岁，闭经 2 年余，考虑为子宫性闭经，必需的辅助检查方法是（　　）。

A．肌注黄体酮 20 mg，连续 5 日

B．注射 LHRH

C．口服甲羟孕酮 10 mg，连续 8～10 日

D．测血中 FSH 及 LH 值

E．每晚睡前口服妊马雌酮 1.25 mg 20 日，最后 10 日加服甲羟孕酮 10 mg

46．某女，23 岁，未婚，因肥胖、多毛、闭经，初步诊断为多囊卵巢综合征，本例妇科检查最明显的阳性体征应是（　　）。

A．单侧卵巢增大　　B．双侧卵巢增大

C．子宫增大　　D．子宫与双侧卵巢均增大

E．阴毛稀疏

47．某女，28 岁，已婚，肥胖体形。因继发不孕 3 年，月经 2 个月一次，雄激素升高，B 超为多囊卵巢，被诊断为多囊卵巢综合征，患者治疗的近期目标是（　　）。

A．控制体重　　B．预防糖尿病

C．预防子宫内膜癌　　D．治疗不孕不育

E. 预防心血管疾病

A3/A4 型题

（1～2 题共用题干）

某女，35 岁，曾生育 2 女孩，近半年来月经不调，8～12/26 天，基础体温双相，月经第 6 天刮出宫内膜病理为仍可见分泌期内膜。

1. 本例最可能的诊断是（　　）。

A. 无排卵性功血　　B. 子宫内膜炎

C. 黄体功能不足　　D. 子宫内膜不规则脱落

E. 更年期月经紊乱

2. 最合理的治疗方案为（　　）。

A. 月经前半周期给予雌激素

B. 月经后第 5 天给予氯米芬

C. 下次月经前 8～10 天给予孕激素

D. 雌、孕激素序贯疗法

E. 雌、孕激素联合用药

（3～5 题共用题干）

某患者，47 岁。近两年月经周期紊乱，血量多，此次又阴道流血 20 余天，伴头晕、心悸。查体：轻度贫血外观，子宫、附件正常。

3. 本例首先考虑的诊断是（　　）。

A. 子宫肌瘤　　B. 宫颈息肉

C. 无排卵性功血　　D. 有排卵性功血

E. 子宫腺肌症

4. 进一步的处置应为（　　）。

A. 基础体温测定　　B. 应用大量雌激素

C. 应用大剂量雄激素　　D. 诊刮

E. 子宫内膜切除术

5. 假如该患者病理结果为子宫内膜重度不典型增生，下一步治疗应为（　　）。

A. 子宫内膜切除术　　B. 全子宫切除

C. 再次刮宫　　D. 放疗

E. 全子宫＋双附件切除

（6～8 题共用题干）

某女，25 岁，已婚，婚后 2 年不孕，月经尚规律，停经 45 天后，阴道出血 1 个月，量少，无腹痛。妇检：宫颈充血，较软，子宫稍大，亦较软，附件（－），宫颈黏液涂片为羊齿状结晶，尿妊娠试验（－）。

6．本例应诊断为（　　）。

A．宫外孕　B．稽留流产
C．葡萄胎　D．功血
E．以上都不是

7．上述病例的诊疗措施应为（　　）。

A．诊刮　B．黄体酮 20 mg/日×5 肌注
C．口服避孕药　D．子宫切除
E．大量雌激素止血

（8～10 题共用题干）

某患者，37 岁。闭经，伴有潮热，出汗。查体：子宫、附件无异常所见，曾做雌激素试验（＋）。

8．本例诊断首先考虑为（　　）。

A．子宫性闭经　B．下丘脑性闭经
C．垂体性闭经　D．多囊卵巢综合征
E．卵巢功能早衰

9．该患者血化验的结果应为（　　）。

A．HCG↑　B．LH-RH↑
C．LH、FSH 均↑　D．LH、FSH 均↓
E．E↑

10．该患者进一步治疗应为（　　）。

A．雌、孕激素替代疗法　B．促排卵
C．大剂量雌激素治疗　D．大剂量孕激素治疗
E．大剂量雄激素治疗

（11～13 题共用题干）

某女，23 岁，未婚，因肥胖、多毛及闭经，初步诊断为多囊卵巢综合征。

11．本例最常见的临床表现是（　　）。

A．月经周期紊乱　B．原发性闭经
C．继发性闭经　D．进行性痛经
E．相间出现月经过多与闭经

12．对本例进行内分泌激素测定，最可能的改变应是（　　）。

A．LH 呈持续高水平　B．FSH 呈持续高水平
C．LH/FSH 比值减小　D．雌酮低于正常值
E．雄激素减少

13．若确诊为多囊卵巢综合征，首选治疗方法应是（　　）。
A．抗雄激素疗法　　B．抗雌激素疗法
C．促排卵治疗　　D．卵巢楔形切除术
E．腹腔镜下卵巢打孔术

B 型题

（1～2 题共用备选答案）
A．Asherman 综合征　　B．斯-利综合征
C．多囊卵巢综合征　　D．闭经溢乳综合征
E．Turner 综合征
1．有闭经、不育、多毛及肥胖等表现时，应考虑为（　　）。
2．人工流产术后闭经，应考虑为（　　）。
（3～5 题共用备选答案）
A．经前诊刮子宫内膜为分泌反应不良
B．月经第 5 日诊刮子宫内膜为增生、分泌共存
C．经前诊刮子宫内膜呈增生期
D．经前诊刮子宫内膜呈分泌期
E．子宫内膜呈蜕膜改变
3．子宫内膜不规则脱落时（　　）。
4．黄体功能不足时（　　）。
5．无排卵性功血时（　　）。
（6～8 题共用备选答案）
A．子宫内膜单纯型增生　　B．子宫内膜不规则脱落
C．黄体功能不足　　D．萎缩型子宫内膜
E．子宫内膜复杂型增生
6．月经周期正常，经期延长，月经第 5 日刮宫见有分泌反应内膜，应考虑是（　　）。
7．月经周期缩短，不易受孕或孕早期流产，应考虑是（　　）。
8．短时间停经，经血量多且经期延长，应考虑是（　　）。
（9～11 题共用备选答案）
A．月经第 1 日　　B．月经第 5 日
C．随时　　D．月经周期中间
E．月经来潮前或月经来潮后 6 小时内
9．疑为子宫内膜不规则脱落，取内膜活检的时间应是（　　）。
10．疑为无排卵性功血，取内膜活检的时间应是（　　）。

11．疑为黄体功能不足，取内膜活检的时间应是（　　）。

案例分析题

案例一

某少女，13 岁，体健。半年前初潮，月经不规律，10～15/20～60 天，量中。10 天前月经来潮，量多且有大血块。诉头晕、乏力，活动后心悸。查体：面色苍白，腹软。肛查：子宫稍小，附件未及异常。B 超：子宫 4.6 cm×4.5 cm×3.3 cm，内膜厚 1.4 cm，余（－）；血色素 5.5 g/dL.

思考：

1．本例的初步诊断是什么？诊断依据有哪些？

2．为确诊应进一步行何检查？

3．请给出治疗方案。

案例二

某女，29 岁，已婚，同居未避孕，不孕 6 年。既往月经规律，6 年前人工流产后月经稀发，1～5 天/1～6 月，体重增加 30 kg。近 2 年来，出现痤疮且逐渐加重。肥胖，多毛。妇科检查：外阴已婚未产形，阴毛浓重；阴道畅，分泌物极少，干涩；宫颈光滑；子宫前位，正常大小，；附件未及异常。B 超示：双侧卵巢增大，内有数个（>15）针尖样卵泡，呈车轮状排列。LH/FSH＞5；睾酮轻度升高。

思考：

1．本例的初步诊断是什么？诊断依据有哪些？

2．为确诊应进一步行何检查？

3．本例的治疗原则是什么？

案例三

某女，35 岁，已婚。闭经 8 年来院就诊。8 年前因产后感染并发休克，经住院抢救康复。此后闭经，无乳汁分泌。尚有全身乏力，血压低，毛发脱落，面部浮肿，食欲下降，烦躁失眠，性欲下降等症状。曾口服雌、孕激素有月经来潮。既往无肝炎、结核病史。

体格检查：T 36.2℃，P 94 次/分，BP 90/60 mmHg。发育正常，营养中等，体型略胖，表情自然，面部轻度浮肿。甲状腺无肿大，乳房发育欠丰满，心肺正常，肝脾未及，双下肢无肿胀。妇科检查：阴毛稀少，阴道壁略萎缩，分泌物较少，宫颈光滑，子宫略小，活动好，双附件无异常。

辅助检查：阴道细胞成熟指数 30/70/0。子宫输卵管碘油造影子宫形态正常，双输卵管通畅。血常规正常。血雌二醇 90 pmol/L。

思考：

1. 本例最可能的闭经原因是什么？说出依据。

2. 为确定诊断要做哪些辅助检查？并说明其意义。

【参考答案】

A1/A2 型题

1. D　2. E　3. C　4. B　5. B　6. B　7. E　8. D
9. E　10. D　11. A　12. E　13. D　14. D　15. B　16. E
17. C　18. C　19. B　20. C　21. A　22. D　23. E　24. D
25. E　26. A　27. C　28. C　29. D　30. E　31. B　32. C
33. A　34. D　35. E　36. A　37. E　38. E　39. A　40. C
41. A　42. B　43. B　44. C　45. E　46. B　47. A

A3/A4 型题

1. D　2. C　3. C　4. D　5. B　6. D　7. B　8. E
9. C　10. A　11. C　12. A　13. A

B 型题

1. C　2. A　3. B　4. A　5. C　6. B　7. C　8. A
9. B　10. E　11. E

案例分析题

案例一

1. 初步诊断：无排卵性功能性子宫出血、重度贫血。诊断依据：（1）病史：半年前初潮，月经不规律，10～15/20～60 天，量中。10 天前月经来潮，量多且有大血块。述头晕、乏力，活动后心悸。（2）查体：面色苍白，腹软。肛查：子宫稍小，附件未及异常。

（3）B 超：子宫 4.6 cm×4.5 cm×3.3 cm，内膜厚 1.4 cm，余（－）；血色素 55 g/dL。

2．确诊方法：诊断性治疗、BBT 及激素水平测定等。

3．治疗方案：患者年幼，及时纠正贫血、止血、调整月经周期和诱发排卵等。

案例二

1．初步诊断：多囊卵巢综合征。诊断依据：（1）病史：同居未避孕不孕 6 年。月经稀发，1～5 天/1～6 月，出现痤疮且逐渐加重。肥胖，多毛。（2）妇科检查：外阴已婚未产形，阴毛浓重；阴道畅，分泌物极少，干涩；宫颈光滑；子宫前位，正常大小；附件未及异常。（3）B 超：双侧卵巢增大，内有数个（＞15）针尖样卵泡，呈车轮状排列。LH/FSH>5；睾酮轻度升高。

2．确诊方法：月经来潮 6 小时内诊刮，进行组织病理学检查。

3．治疗原则：（1）降低 LH 的水平；（2）改善胰岛素抵抗；（3）降低血雄激素；（4）促排卵；（5）手术治疗。

案例三

1．垂体性闭经。依据：8 年前患产后感染性休克，存在致垂体缺血梗死的病因，产后无乳汁分泌、无生乳素释放、全身乏力、血压低为肾上腺皮质功能减退的症候。面部浮肿、怕冷、食欲下降为甲状腺机能减退症状。阴毛稀少，生殖道萎缩、性欲减退为性腺功能不足的表现。综上所述，可表明垂体促性腺激素不足或很少。

2．测定 FSH、LH、促肾上腺皮质激素及肾上腺皮质激素、皮质醇，还可测量促甲状腺素（TSH）、T_3、T_4，分别反映垂体、甲状腺及肾上腺皮质机能。FSH、LH 均低时做垂体兴奋试验，排除下丘脑原因。

第二十三章　盆底功能障碍性疾病

【基本要求】

1. 掌握：盆腔器官脱垂、压力性尿失禁和生殖器官瘘的定义、临床表现及主要治疗方法。

2. 熟悉：盆腔器官脱垂、压力性尿失禁和生殖器官瘘的辅助检查方法和诊断要点。

3. 了解：盆腔器官脱垂、压力性尿失禁和生殖器官瘘的病因和预防。

4. 能正确判断是否有压力性尿失禁；能对盆腔器官脱垂进行准确分度；能指导肌肉锻炼；能指导患者子宫托的放置与取出。

5. 关心、体贴患者，保护患者隐私；能与患者及家属进行良好的沟通，能开展子宫脱垂、尿失禁的农村、社区预防保健工作。

【重点】子宫脱垂的临床表现、临床分度、治疗；压力性尿失禁的定义、诊断和治疗。

【难点】子宫脱垂的分度、压力性尿失禁的诊断。

【习　题】

A1/A2 型题

1. 下列不属于阴道前壁膨出的临床表现的是（　　）。

A. 有肿物自阴道脱出　　B. 尿潴留
C. 压力性尿失禁　　D. 腰酸、下坠感
E. 便秘

2. 下列关于阴道前壁膨出的说法，错误的是（　　）。

A. 与产伤有关　　B. 与产后过早参加体力劳动有关
C. 不需要手术治疗　　D. 可放子宫托缓解症状

E．常伴有膀胱膨出

3．下列与子宫脱垂的发生无关的是（　　）。

A．多产　　B．产伤

C．长期站立　　D．手取胎盘

E．雌激素水平下降

4．子宫脱垂最主要的病因是（　　）。

A．经常超重负荷　　B．大量腹腔积液

C．盆底组织发育不良　　D．盆底组织退行性变

E．分娩损伤

5．下列描述为子宫脱垂Ⅱ度（重型）的是（　　）。

A．宫颈外口尚未到达处女膜缘

B．宫颈外口已达处女膜缘

C．宫颈脱出阴道口外，宫体在阴道内

D．部分宫体脱出阴道外口

E．宫颈与宫体全部脱出阴道口外

6．患者用力屏气时，子宫颈脱出于阴道口外，临床诊断为（　　）。

A．子宫脱垂Ⅰ度（轻型）　　B．子宫脱垂Ⅰ度（重型）

C．子宫脱垂Ⅱ度（轻型）　　D．子宫脱垂Ⅲ度

E．子宫脱垂Ⅱ度（重型）

7．Ⅲ度子宫脱垂常伴有（　　）。

A．宫颈溃疡　　B．阴道前壁膨出

C．压力性尿失禁　　D．排便困难

E．以上都是

8．Ⅱ度重型以上子宫脱垂患者的主要临床表现是（　　）。

A．腰骶部酸痛及下坠感　　B．肿物自阴道脱出

C．排便困难　　D．排便困难

E．压力性尿失禁

9．子宫脱垂患者的治疗方法，不包括（　　）。

A．放置子宫托　　B．盆底肌肉锻炼

C．手术治疗　　D．放疗

E．支持疗法

10．发生尿瘘最主要的原因是（　　）。

A．产伤　　B．外伤

C．妇科手术损伤　　D．膀胱结核

E．生殖器放射治疗

11．尿瘘诊断中，最常用而简单的辅助诊断方法是（　　）。

A．靛胭脂试验　　B．亚甲蓝试验

C．膀胱镜检查　　D．静脉肾盂造影

E．输尿管镜检查

12．下列尿瘘修补术前准备，不正确的是（　　）。

A．术前应用抗生素预防感染

B．常规尿液检查

C．术前给予地塞米松，促使瘢痕软化

D．老年妇女应于术前半月给予雌激素口服，利于伤口愈合

E．术前给予少量雄激素口服，利于伤口愈合

13．下列尿瘘的防治措施，正确的是（　　）。

A．所有尿瘘均需手术治疗

B．尿瘘修补术应立即进行

C．有组织坏死时应立即修补

D．首选经腹手术

E．尿瘘修补术后常保留尿管 7～14 天

14．下列关于粪瘘的说法，错误的是（　　）。

A．粪便可经阴道排出

B．阴道有排气现象

C．阴道后壁可见一鲜红的肉芽组织

D．常伴有疼痛

E．先天性粪瘘应于月经来潮后进行修补

15．某患者，62 岁，3 年来阴道口脱出一肿物，逐渐增大，咳嗽时伴尿液流出。妇科检查：外阴有陈旧性裂伤，阴道前后壁膨出，宫颈光滑，用力时宫颈脱出阴道口外，子宫萎缩，双附件正常，此患者应诊断为（　　）。

A．子宫Ⅰ度脱垂伴阴道前后壁膨出

B．子宫Ⅱ度脱垂伴会阴陈旧裂伤

C．子宫Ⅱ度脱垂伴压力性尿失禁

D．子宫Ⅱ度脱垂伴阴道前后壁膨出

E．子宫Ⅲ度脱垂伴压力性尿失禁

16. 某女，53 岁，绝经 3 年，阴道口脱出一肿物 1 年，开始休息时能还纳，之后休息也不纳回，妇检：会阴Ⅱ度裂伤，阴道壁脱垂，子宫稍大，诊断子宫脱垂Ⅱ度（轻型），正确的处理措施为（　　）。

A．阴道封闭术　　B．曼氏手术

C．放置子宫托　　D．阴道前后壁修补术

E．阴式子宫切除＋阴道前后壁修补术

17. 某女，27 岁，家庭主妇。孕 2 产 2，产后阴道脱出一物 2 年，日渐加重前来就诊。查体：一般状态良好。妇科检查：加腹压时见宫颈及部分宫体脱出阴道口外，宫颈长 4 cm，阴道前后壁膨出，其处理应是（　　）。

A．放置子宫托　　B．行阴道封闭术

C．经腹行子宫全切术　　D．行曼氏手术

E．阴式子宫全切＋阴道前后壁修补

A3/A4 型题

（1～3 题共用题干）

某女，30 岁，初产妇，1 周前家中足月分娩一巨大男婴，分娩历时 24 小时。3 天前出现不能控制的阴道溢液。

1．本例最可能的诊断是（　　）。

A．膀胱阴道瘘　　B．尿道阴道瘘

C．输尿管阴道瘘　　D．膀胱宫颈瘘

E．直肠阴道瘘

2．为明确诊断需做的检查是（　　）。

A．排泄性尿路造影　　B．超声检查

C．亚甲蓝试验　　D．靛胭脂试验

E．肾显像

3．下列处理措施不恰当的是（　　）。

A．放置导尿管　　B．术前 3～5 天高锰酸钾坐浴

C．立即行修补术　　D．术前预防性应用抗生素

E．术后继续放置尿管 7～14 日

（4～6 题共用题干）

某女，38 岁，咳嗽，负重时小便失控 3 年，进行性加重。

4．本例最可能的诊断为（　　）。

A．轻型子宫脱垂　　B．压力性尿失禁

C．尿瘘　　D．阴道前壁膨出

E．阴道后壁膨出

5．明确诊断前，应了解该患者有无（　　）。

A．子宫脱垂　　B．尿瘘

C．阴道前壁膨出　　D．子宫肌瘤

E．阴道后壁膨出

6．如患者合并子宫脱垂Ⅱ度应选择（　　）。

A．放置子宫托　　B．支持疗法

C．阴道封闭术　　D．曼氏手术

E．阴道前后壁修补术

（7～8 题共用题干）

某女，26 岁，在家足月自然分娩后 3 天，大便自阴道排出 2 天。

7．本例最可能的诊断是（　　）。

A．粪瘘　　B．阴道后壁膨出

C．Ⅲ度会阴裂伤　　D．尿瘘

E．子宫脱垂

8．适宜的治疗方法是（　　）。

A．立即手术修补　　B．3 个月后修补

C．1 个月后修补　　D．等待自然愈合

E．10 天后修补

B 型题

（1～5 题共用备选答案）

A．子宫颈已达处女膜缘，但未超出

B．宫颈及宫体全部脱出于阴道口外

C．宫颈外口距处女膜缘小于 4 cm，但未达处女膜缘

D．宫颈已脱出阴道口，但宫体仍在阴道内

E．宫颈及部分宫体脱出阴道口

1．Ⅰ度轻型子宫脱垂是指（　　）。

2．Ⅰ度重型子宫脱垂是指（　　）。

3．Ⅱ度轻型子宫脱垂是指（　　）。

4．Ⅱ度重型子宫脱垂是指（　　）。

5．Ⅲ度子宫脱垂是指（　　）。

（6～8 题共用备选答案）

A．膀胱膨出　　B．尿道膨出

C．直肠膨出　　　　　　　　D．子宫脱垂

E．阴道前后壁膨出

6．阴道前壁Ⅲ度膨出常合并（　　）。

7．子宫脱垂常合并（　　）。

8．阴道后壁膨出常伴有（　　）。

案例分析题

某患者，女，68 岁，孕 7 产 5，绝经 20 年，无阴道出血，近 2 年来自觉阴道口肿物脱出，平卧可自行还纳，站立时脱出。大便不顺畅，咳嗽时有漏尿。查：憋尿时咳嗽有尿液溢出，指压试验（+）。排尿后屏气做妇科检查：外阴未见异常；阴道前后壁膨出面积 1/2；宫颈脱出阴道口外 2 cm，子宫位于阴道内，萎缩；附件未及异常；B 超示盆腔未见异常。

思考：

1．该患者的初步诊断是什么？诊断依据是什么？

2．请给出治疗方案。

【参考答案】

A1/A2 型题

1．E　2．C　3．D　4．E　5．D　6．C　7．E　8．B
9．D　10．A　11．B　12．E　13．E　14．D　15．D　16．E
17．D

A3/A4 型题

1．A　2．C　3．C　4．B　5．A　6．E　7．A　8．B

B 型题

1．C　2．A　3．D　4．E　5．B　6．B　7．E　8．C

案例分析题

1．初步诊断：子宫脱垂Ⅱ度（轻型），阴道前后壁脱垂Ⅱ度，压力性尿失禁。诊断依据：（1）病史：68 岁女性，孕 7 产 5，绝经 20 年，无阴道出血，近 2 年来自觉阴道口肿物脱出，平卧可自行还纳，站立时脱出。大便不顺畅，咳嗽时有漏尿。（2）检查：憋尿时咳嗽有尿液溢出，指压试验（＋），排尿后屏气做妇科检查发现：外阴未见异常；阴道前后壁膨出面积 1/2；宫颈脱出阴道口外，子宫体位于阴道内，萎缩；附件未及异常；B 超示盆腔未见异常。

2．治疗原则：经阴道子宫全切＋阴道前后壁修补术。

第二十四章　女性生殖器官发育异常

【基本要求】

1. 熟悉：处女膜闭锁、阴道发育异常、子宫发育异常及两性畸形的主要临床表现和处理原则；两性畸形的常见类型及特点。

2. 了解：女性生殖器官的发生。

3. 能全面收集病史，做出正确的临床诊断，制订合理的治疗方案。

4. 关心、体贴、理解患者，保护患者隐私；能与患者及家属进行良好的沟通，鼓励患者积极配合治疗。

【重点】处女膜闭锁、阴道发育异常、子宫发育异常及两性畸形的主要临床表现和处理原则。

【难点】女性生殖器官的发生。

【习　题】

A1/A2 型题

1. 处女膜闭锁患者典型的症状为（　　）。
   A. 青春期后原发性闭经和进行性加重的周期性下腹痛
   B. 处女膜向外膨隆，表面呈紫蓝色，无阴道开口
   C. 便秘
   D. 肛门坠胀
   E. 尿频、尿潴留

2. 下列不属于处女膜闭锁的常见临床表现的是（　　）。
   A. 进行性加重的周期性下腹痛
   B. 严重时有肛门坠胀、便秘、尿频、尿潴留
   C. 处女膜向外膨隆，呈紫蓝色，无阴道开口

D. 直肠-腹部诊时可扪及阴道内有球状包块向直肠突出
E. 反复月经来潮，经血长期由子宫、输卵管倒流入盆腔

3. 下列关于阴道发育异常的说法，正确的是（　　）。
A. 先天性无阴道是双侧副中肾管发育不全的结果，常伴有卵巢发育异常
B. 阴道发育异常都伴有副中肾管发育不良
C. 先天性无子宫常合并先天性无阴道
D. 阴道横隔不影响性生活及受孕
E. 阴道纵隔不影响性生活和分娩

4. 阴道横隔多见于（　　）。
A. 上段　　B. 中段
C. 上、中段交界处　　D. 下段
E. 中、下段交界处

5. 下列有关先天性无阴道的描述，错误的是（　　）。
A. 无月经来潮　　B. 卵巢正常
C. 常合并无子宫　　D. 无生育能力
E. 阴道口黏膜向外凸起，呈紫蓝色

6. 下列关于阴道闭锁患者的说法，正确的是（　　）。
A. 不影响性生活　　B. 有周期性腹痛
C. 有阴道开口　　D. 下段阴道正常
E. 治疗与先天性无阴道患者相同

7. 进行阴道成型手术的最佳时间是（　　）。
A. 发现立即手术　　B. 年满 18 周岁
C. 年满 12 周岁　　D. 性生活开始前
E. 婚后

8. 下列关于子宫发育异常的说法，正确的是（　　）。
A. 先天性无子宫常伴有第二性征不发育
B. 子宫发育不良多主张小剂量雌激素加孕激素序贯疗法
C. 一旦确定双子宫，应切除一侧子宫，保留另一侧
D. 残角子宫妊娠时可在医师监护下足月分娩
E. 双角子宫和鞍状子宫一旦确定应立即手术整形

9. 下列关于幼稚子宫的说法，错误的是（　　）。
A. 实体肌性子宫　　B. 宫体较小，宫颈相对较长
C. 子宫发育停滞　　D. 初潮延迟
E. 婚后不孕

10．下列关于子宫发育异常的说法，错误的是（　　）。

A．先天性无子宫者，一般卵巢发育正常，第二性征不受影响

B．始基子宫常合并无阴道，子宫极小，多无宫腔

C．残角子宫妊娠时易破裂

D．双子宫有四条输卵管、四个卵巢

E．双子宫可以有双侧子宫同时妊娠、各有一胎儿

11．下列关于两性畸形的说法，错误的是（　　）。

A．真两性畸形体内同时具有卵巢和睾丸两种生殖腺

B．假两性畸形体内只含有一种性腺，但生殖器同时有两性特征

C．男性假两性畸形患者具有男性性腺，但具有女性外部表现

D．对真两性畸形的最后确诊是性腺活检

E．女性两性畸形均应切除性腺

12．下列关于女性假两性畸形的说法，正确的是（　　）。

A．无生育能力　　B．生殖腺为卵巢

C．生殖腺为睾丸　　D．生殖腺为卵睾

E．染色体核型为 46，XY

13．下列关于男性假两性畸形的说法，正确的是（　　）。

A．可有生育能力　　B．生殖腺为卵巢

C．生殖腺为睾丸　　D．生殖腺为卵睾

E．染色体核型为 46，XX

14．真两性畸形是（　　）。

A．生殖腺为卵巢　　B．生殖腺为睾丸

C．多见　　D．无生育能力

E．卵巢、睾丸同时具备

15．某少女，16 岁，尚未来月经，周期性下腹疼痛伴肛门坠胀，尿频，偶有尿潴留 2 年。今晨偶然在下腹正中触及肿块，轻压痛，最有可能的诊断是（　　）。

A．卵巢囊肿　　B．处女膜闭锁

C．妊娠　　D．先天性无阴道

E．阴道纵膈

16．某女，16 岁，无月经来潮，有周期性下腹痛病史，疑诊处女膜闭锁，为确诊，应做（　　）。

A．处女膜检查　　B．B 型超声检查

C．穿刺检查　　D．肛诊检查

E．双合诊检查

17．某女，28 岁，足月临产，估计胎儿大小、母体骨产道均正常。宫口开全胎头达一定水平后，下降受阻。经阴道检查有较薄不完全阴道横隔，最佳的治疗方案是（　　）。

A．立即胎头吸引助产

B．切开横隔，胎儿通过阴道分娩

C．立即剖宫产

D．立即产钳助产

E．静滴缩宫素加强宫缩，胎头借助产力冲破横隔阴道分娩

18．某少女，14 岁，周期性下腹痛 5 个月，无月经来潮，首选的检查是（　　）。

A．子宫输卵管造影检查

B．B 型超声检查

C．肛腹诊检查

D．外阴视诊检查

E．双合诊检查

19．某女，26 岁，结婚 3 个月，性生活不满意，从无月经来潮，最可能的诊断是（　　）。

A．阴道纵膈

B．阴道横隔

C．先天性无阴道

D．处女膜闭锁

E．双子宫

A3/A4 型题

（1～2 题共用题干）

某女，18 岁，未来月经，周期性下腹痛一年。清晨自己摸到下腹肿块而来就医。体检：发育中等，副性征已发育。

1．本例应首先考虑的诊断是（　　）。

A．卵巢囊肿

B．子宫肌瘤

C．处女膜闭锁

D．先天性无阴道

E．先天性无子宫

2．若该患者确诊为处女膜闭锁，下列处理正确的是（　　）。

A．用粗针抽取经血，并作一小的造口

B．将处女膜作“X”形切开，切缘用肠线缝合防粘连，并探查宫颈是否正常

C．“X”形切开处女膜后引流经血并以生理盐水冲洗清洁

D．“X”形切开处女膜后置橡皮引流 24～48 小时

E．“X”形切开处女膜排出经血，探查宫颈和宫腔有否异常

（3～5 题共用题干）

某女，16 岁初潮，经量极少，婚后 2 年未孕，考虑为幼稚子宫。

3．下列临床表现与幼稚子宫不符的是（　　）。

A．第二性征正常

B．不孕

C．宫颈较长　　D．反复流产

E．宫体较小

4．其适宜的治疗方法是（　　）。

A．促排卵治疗　　B．雌激素加孕激素序贯周期疗法

C．子宫切除　　D．子宫整形术

E．单一雌激素治疗

5．为了明确诊断，下列检查最有意义的是（　　）。

A．宫腔镜检查　　B．B 型超声检查

C．染色体检查　　D．子宫输卵管造影检查

E．直肠-腹部诊

B 型题

（1～4 题共用备选答案）

A．始基子宫　　B．真两性畸形

C．双子宫　　D．幼稚子宫

E．假两性畸形

1．子宫极小，无宫腔，无月经，最可能的诊断为（　　）。

2．宫体较小，宫颈较长，月经量少，婚后不孕的为（　　）。

3．体内同时具有睾丸和卵巢的为（　　）。

4．染色体核型和性腺性别一致，但与生殖器的性别不一致的为（　　）。

案例分析题

某女，16 岁，因无月经来潮而就诊。检查：第二性征发育正常，外阴检查未见阴道口，仅有浅短阴道盲端，约 2 cm。B 超未探及子宫，双侧卵巢大小正常。染色体检查为：46，XX。性激素水平正常。

思考：

1．本例初步诊断是什么？诊断依据是什么？

2．应如何处理？

【参考答案】

A1/A2 型题

1. A　2. E　3. C　4. C　5. E　6. B　7. D　8. B
9. A　10. D　11. E　12. B　13. C　14. E　15. B　16. A
17. B　18. D　19. C

A3/A4 型题

1. C　2. B　3. D　4. B　5. B

B 型题

1. A　2. D　3. B　4. E

案例分析题

1．初步诊断：先天性无阴道，先天性无子宫。诊断依据：① 16 岁，无月经来潮。② 检查第二性征发育正常，外阴检查未见阴道口，仅有浅短阴道盲端，约 2 cm。③ B 超未探及子宫，双侧卵巢大小正常。④ 染色体检查为：46，XX。⑤ 性激素水平正常。

2．处理：暂时不予处理。告知成年后准备有性生活前，先用机械扩张法，即按顺序由小到大使用阴道模型局部扩张，逐步加深阴道长度，直至达到满足性生活。机械扩张无效或不适宜机械扩张，可行阴道成形术。注意：手术应在性生活开始前进行。

第二十五章　不孕症与人类辅助生殖技术

【基本要求】

1. 掌握：不孕症的定义。
2. 熟悉：不孕症的病因和诊断方法。
3. 了解：不孕症的治疗原则；常见的人类辅助生殖技术。
4. 能指导不孕症患者按程序进行检查和治疗。
5. 关心、体贴患者，保护患者隐私；能与患者及家属进行良好的沟通，开展生育健康教育指导。

【重点】不孕症的定义、病因、检查步骤及处理。

【难点】不孕症的检查方法；人类辅助生殖技术。

【习　题】

A1/A2 型题

1．不孕症是指婚后有正常的性生活，同居未避孕而未孕的时间为（　　）。

A．1 年　　B．2 年

C．3 年　　D．4 年

E．5 年

2．原发不孕症的定义是（　　）。

A．从未有过妊娠史，未避孕 2 年未孕者

B．从未有过妊娠史，未避孕 1 年未孕者

C．既往有妊娠史，此后未避孕 2 年未孕者

D．既往有妊娠史，此后未避孕 1 年未孕者

E．夫妇同居，1 年未孕，一方有无法纠正的解剖生理缺陷者

3. 女性不孕最常见的因素是（ ）。

A. 内分泌障碍　B. 输卵管因素

C. 子宫因素　D. 宫颈因素

E. 阴道因素

4. 最简单、费用少，又有助于监测排卵的手段是（ ）。

A. B超检查　B. 基础体温测定

C. 阴道细胞学检查　D. 宫颈黏液检查

E. 腹腔镜检查

5. 卵巢功能检查的方法不包括（ ）。

A. B超检查　B. 基础内分泌测定

C. 阴道细胞学检查　D. 宫颈黏液检查

E. 性交后试验

6. 能较准确地对输卵管通畅性做出判断的检查方法是（ ）。

A. 宫腔镜检查　B. 输卵管通水

C. 子宫输卵管超声造影　D. 子宫输卵管X线造影

E. 腹腔镜直视下行输卵管通液

7. 性交试验最佳时间是（ ）。

A. 月经来后5天　B. 月经来前5天

C. 排卵前后　D. 非经期任何时间

E. 排卵日

8. 下列关于精液常规检查的说法，错误的是（ ）。

A. 禁欲2～7天　B. 不孕症夫妇首选的检查

C. 需2～3次以上的检查结果　D. 不孕症夫妇均应行精液检查

E. 女方检查无异常时才做男方精液检查

9. 下列药物可诱发排卵的是（ ）。

A. 氯米芬　B. hMG

C. HCG　D. 黄体生成激素释放激素（LHRH）

E. 以上都是

10. 下列不属于生殖医学技术的是（ ）。

A. 人工周期　B. AID

C. AIH　D. IVF-ET

E. ICSI

11. 试管婴儿是（ ）。

A. 配子输卵管内移植　B. 人工授精

C．宫腔配子移植　　D．体外授精-胚胎移植

E．胚胎移植

12．人工授精不适合于（　　）。

A．双侧输卵管阻塞者　　B．性功能障碍者

C．免疫性不孕者　　D．宫颈狭窄者

E．一侧输卵管阻塞

13．常规 IVF-ET 的程序是（　　）。

A．COH→取卵和精子处理→体外受精→胚胎培养→胚胎移植→黄体支持

B．COH→取卵和精子处理→体外受精→胚胎培养→黄体支持→胚胎移植

C．取卵和精子处理→体外受精→COH→胚胎培养→胚胎移植→黄体支持

D．取卵和精子处理→体外受精→胚胎培养→COH→胚胎移植→黄体支持

E．取卵和精子处理→体外受精→胚胎培养→黄体支持→胚胎移植→COH

14．某女，28 岁，婚后 3 年未孕，下面不能说明有排卵的是（　　）。

A．分泌期子宫内膜　　B．基础体温为双相型

C．血孕酮水平升高　　D．有月经来潮

E．宫颈黏液结晶为椭圆体改变

15．某女，30 岁，人工流产后 3 年未孕，平素下腹不适，月经正常。妇科检查：子宫后位，正常大小，双附件区增厚，基础体温双相型。该患者继发不孕的原因可能是（　　）。

A．男方因素　　B．子宫内膜病变

C．排卵障碍　　D．输卵管因素

E．免疫因素

16．某女，33 岁。孕 3 产 0，最后一次妊娠至今已 5 年，未采取任何避孕措施，妇科检查：宫体正常大小，双侧附件区压痛明显，可触及不规则片状物。本例最可能的诊断是（　　）。

A．继发不孕＋附件炎　　B．附件炎

C．继发不孕　　D．原发不孕

E．原发不孕＋附件炎

17．某女，33 岁，结婚 3 年，性生活正常，2 年前有一次人工流产史。近 2 年来未避孕亦未怀孕。丈夫精液检查正常。女方基础体温双相，B 超监测在周期第 12 天卵巢上有 18 mm×19 mm 的优势卵泡。盆腔检查子宫附件均未发现异常，下一步的检查应该是（　　）。

A．子宫输卵管造影　　B．性交试验

C．腹腔镜检查　　D．精液宫颈黏液相合试验

E．抗精子抗体检查

18．某女，31 岁，已婚，月经周期不规则，周期、经期延长，量偏多，因婚后 4 年

不孕就诊，双合诊检查：无异常发现，基础体温呈单相，该患者不孕的原因最可能是(　　)。

A．子宫位置异常　　B．黄体功能异常

C．卵巢无排卵　　D．输卵管因素

E．免疫因素

19．某女，32 岁，孕 0 产 0，婚后不孕 3 年，月经 3～5/20～30 天，妇科检查：左侧穹隆稍增厚，余正常。进一步检查首先考虑（　　）。

A．月经前诊断性刮宫　　B．性交试验

C．子宫输卵管 X 线造影　　D．宫腔镜检查

E．腹腔镜检查

20．某女，28 岁，孕 1 产 0。继发不孕 2 年，月经 5～6/28～30 天，妇科检查：宫颈光滑，宫体大小正常，宫旁左侧及后方有粘连及压痛，右侧附件可及，进一步处理首选（　　）。

A．人工周期　　B．全身抗炎治疗

C．口服氯米芬　　D．输卵管通液

E．辅助生殖技术

21．某女，30 岁，婚后 3 年未孕，经检查输卵管阻塞，治疗无效，男方检查均正常，应采取的治疗措施是（　　）。

A．人工授精　　B．试管婴儿

C．配子输卵管内移植　　D．促进排卵

E．供胚移植

A3/A4 型题

（1～2 题共用题干）

某女，30 岁，不孕症，继发进行性痛经 2 年。多次测 BBT 呈双相型。检查：阴道后穹窿有一直径 1 cm 触痛结节，子宫大小正常，后位，不活动，无压痛，右卵巢稍增大，固定，压痛（＋）。

1．该患者不孕的原因可能是（　　）。

A．输卵管因素　　B．卵巢因素

C．子宫内膜异位症　　D．黄体功能不足

E．子宫内膜发育不良

2．为进一步确诊，首选（　　）。

A．宫腔镜检查　　B．腹腔镜检查

C．子宫输卵管造影　　D．阴道后穹窿穿刺

E．分段诊刮

（3～6 题共用题干）

某女，30 岁，结婚 7 年，性生活正常，青春期开始月经不调。近 3 年来，月经周期 35～45 日，经量少。基础体温单相。未避孕亦未妊娠。精液常规检查和输卵管造影等均未发现异常。超声发现子宫底浆膜层直径 1.5 cm 肌瘤。近 3 年来体重增加 10 kg。

3．该患者不孕最可能的原因是（　　）。

A．子宫内膜异位症　　B．子宫肌瘤

C．免疫性不孕　　D．排卵障碍

E．不明原因不孕

4．为确诊，下一步的检查方法应是（　　）。

A．宫腔镜检查　　B．性交试验

C．腹腔镜检查　　D．阴道镜检查

E．B 超监测卵泡

5．若 B 超提示双侧卵巢未见优势卵泡，可见多枚小窦卵泡，应采取的治疗措施是（　　）。

A．输卵管造口术　　B．卵巢楔形切除术

C．药物诱导排卵　　D．手术探查

E．期待治疗

6．本例首选的药物是（　　）。

A．氯米芬　　B．雌激素

C．雄激素　　D．孕激素

E．黄体酮

B 型题

（1～2 题共用备选答案）

A．输卵管因素　　B．卵巢因素

C．子宫因素　　D．宫颈因素

E．阴道因素

1．人工流产后继发感染造成的不孕多属（　　）。

2．子宫内膜分泌反应不良造成的不孕属（　　）。

（3～5 题共用备选答案）

A．卵巢功能检查　　B．输卵管通畅试验

C．精子穿透试验　　D．混合试验

E．宫腔镜检查

3．人工流产后月经明显减少，宜选择（　　）。

4．一不孕患者怀疑输卵管粘连，宜选择（　　）。

5．一不孕患者月经正常，输卵管通畅，宜选择（　　）。

案例分析题

某女，27 岁，14 岁初潮后月经一直不正常，一般 1～4 个月来一次，持续时间 3～13 天，长短不一。曾服中药治疗，无明显效果。现已结婚 4 年，有正常性生活，未避孕，至今未怀孕。妇科检查：已婚未产式外阴，阴道通畅，宫颈光滑，子宫前位，正常大小，无压痛，双侧附件区未及异常。

思考：

1．本例可能的诊断是什么？

2．为进一步确诊，应做哪些检查？

3．为解决生育问题，应采取的最佳治疗方案是什么？

【参考答案】

A1/A2 型题

1．A　2．B　3．B　4．B　5．E　6．E　7．C　8．E
9．E　10．A　11．D　12．A　13．A　14．D　15．D　16．A
17．A　18．C　19．A　20．B　21．B

A3/A4 型题

1．C　2．B　3．D　4．E　5．C　6．A

B 型题

1．A　2．C　3．E　4．B　5．C

案例分析题

1．可能的诊断：原发不孕症，功能失调性子宫出血。

2．辅助检查：基础体温测定、诊断性刮宫、宫颈黏液检查、阴道脱落细胞检查、B 超监测卵泡发育、女性激素测定等。

3．最佳治疗方案：目前首要的问题是调整卵巢功能，必要时应用促排卵药物治疗。

第二十六章 计划生育

【基本要求】

1. 掌握：宫内节育器的避孕机制、适应证、禁忌证、不良反应及并发症；药物避孕的避孕原理、适应证、禁忌证、用药方法、不良反应。

2. 熟悉：人工流产和药物流产的方法、适应证、禁忌证、并发症及处理。

3. 了解：中期妊娠引产的方法，输卵管结扎术的方法、适应证、禁忌证。

4. 能正确放置和取出宫内节育器，能开展负压吸宫术、中期妊娠引产术。

5. 关爱女性，能与育龄期妇女进行良好的沟通，开展计划生育的健康教育；指导妇女选择合适的避孕方法。

【重点】宫内节育器、药物避孕的避孕机制、适应证、禁忌证。

【难点】人工流产、输卵管结扎术的方法、并发症及处理。

【习 题】

A1/A2 型题

1．我国控制人口增长的主要措施是（　　）。

A．人工流产　　B．口服避孕药

C．绝育　　D．节育

E．引产

2．我国妇女目前最常用的避孕措施为（　　）。

A．避孕套　　B．免疫避孕

C．宫内节育器　　D．口服避孕药

E．安全期避孕

3．放置宫内节育器的时间正确的是（　　）。

A．更年期功血诊刮术后　　B．月经干净后 3～7 天

C．足月产后42天　　D．剖宫产后3个月

E．人工流产后1个月

4．下列不属于宫内节育器的避孕原理的是（　　）。

A．抑制卵泡发育和排卵

B．产生抗体对囊胚着床的免疫耐受性

C．局部的机械作用影响受精卵着床

D．引起子宫内膜无菌性炎性反应，杀灭和减少精子

E．使子宫内膜产生前列腺素，影响受精卵的着床

5．放置宫内节育器最常见的并发症是（　　）。

A．出血　　B．腰酸、腹坠

C．节育器异位　　D．感染

E．带器妊娠

6．下列短效口服避孕药的用法，正确的是（　　）。

A．月经干净时开始服用，每日1片，连续22～23天

B．若当天漏服，应在24小时内补服

C．月经周期第1天开始服用，每晚1片，直至下次月经来潮

D．月经周期第5天开始服用，每晚1片，连续22～23天

E．服药过程中，若有少量阴道流血，应立即停药

7．短效口服避孕药含（　　）。

A．雌激素　　B．孕激素

C．雌激素＋雄激素　　D．孕激素＋雄激素

E．雌激素＋孕激素

8．下列不是药物避孕的禁忌证的是（　　）。

A．妊娠妇女　　B．急、慢性肝、肾疾病患者

C．急性宫颈炎患者　　D．血栓性静脉炎患者

E．严重心血管疾病患者

9．下列关于紧急避孕的说法，错误的是（　　）。

A．单孕激素片紧急避孕必须在无保护性生活后72小时内服用

B．采用米非司酮紧急避孕，必须在无保护性生活后120小时内服用

C．紧急避孕药使用方便，可作为一种常规避孕法反复多次使用

D．紧急避孕药的避孕有效率比常规避孕方法低

E．紧急避孕药的不良反应发生率较高

10．下列避孕方法有效率最高的是（　　）。

A．安全期避孕　　B．正确口服避孕药

C. 使用避孕套　　D. 使用外用杀精剂
E. 放置宫内节育器

11. 避孕方法中失败率最高的是（　　）。
A. 使用外用杀精剂　　B. 使用避孕套
C. 放置宫内节育器　　D. 安全期避孕
E. 口服避孕药

12. 急性病毒性肝炎妇女最好的避孕方法是（　　）。
A. 放置宫内节育器　　B. 使用避孕套
C. 使用长效避孕针　　D. 安全期避孕
E. 口服短效避孕药

13. 最适合哺乳期妇女的避孕措施是（　　）。
A. 放置宫内节育器　　B. 口服短效避孕药
C. 口服长效避孕药　　D. 安全期避孕
E. 避孕套避孕

14. 临床常用的流产药物为（　　）。
A. 米菲司酮＋米索前列醇　　B. 环磷酰胺
C. 卡孕栓　　D. 卡孕栓＋米索前列醇
E. 米菲司酮

15. 妊娠 12 周时终止妊娠常采用（　　）。
A. 药物流产　　B. 负压吸引术
C. 钳刮术　　D. 静滴缩宫素
E. 利凡诺尔羊膜腔内注射

16. 妊娠 16 周时需终止妊娠，最常用的方法是（　　）。
A. 钳刮术　　B. 缩宫素静脉滴注
C. 负压吸引术　　D. 药物流产
E. 利凡诺羊膜腔内注射

17. 下列关于人工流产术的说法，错误的是（　　）。
A. 人工流产是指妊娠 24 周以内用人工方法中止妊娠
B. 妊娠 10 周以内可用吸宫术
C. 妊娠 10～14 周可用钳刮术
D. 主要采用负压吸引术
E. 生殖道炎症为手术禁忌证

18. 人工流产术中患者突然头晕、恶心，血压下降，脉搏变慢，首先考虑（　　）。
A. 子宫穿孔　　B. 人工流产综合征

C．术中出血　　D．羊水栓塞

E．空气栓塞

19．负压吸引术危害最大的并发症是（　　）。

A．出血　　B．漏吸

C．栓塞　　D．子宫穿孔

E．术后感染

20．人流术后 72 小时突然阴道流血，最可能的诊断是（　　）。

A．吸宫不全　　B．子宫穿孔

C．术后感染　　D．羊水栓塞

E．漏吸

21．人工流产最常见的并发症是（　　）。

A．吸宫不全　　B．子宫穿孔

C．漏吸　　D．术后感染

E．羊水栓塞

22．哺乳期妊娠，人流易引起（　　）。

A．人工流产综合征　　B．术后感染

C．宫腔粘连　　D．栓塞

E．子宫穿孔

23．人工流产术中患者突然头晕、恶心、呕吐，面色苍白、脉搏细弱、血压下降，应给予（　　）。

A．杜冷丁　　B．异丙嗪

C．冬眠灵　　D．阿托品

E．鲁米那

24．人工流产综合征主要是由于（　　）。

A．胎儿及附属物未能迅速排出，影响子宫收缩

B．用力过猛

C．术中出血过多

D．羊水进入血液循环

E．宫颈、子宫收到机械性刺激后引起迷走神经兴奋

25．下列关于预防人工流产综合征的说法，错误的是（　　）。

A．术前必须查清子宫的大小及位置　　B．扩张宫颈不可粗暴，要逐步扩张

C．反复吸刮宫壁　　D．吸宫时掌握适度的负压

E．注意操作力度

26. 下列输卵管结扎术的时间，错误的是（　　）。

A. 非孕妇女在月经净后 3～7 天　　B. 产后 48 小时内

C. 人工流产术后 48 小时内　　D. 哺乳期排除早孕后

E. 非孕妇女在月经来潮前 3～7 天

27. 某女，46 岁，患慢性肾炎多年。半年前曾因早孕行人工流产术，现要求避孕。本例最恰当的避孕措施是（　　）。

A. 安全期避孕　　B. 口服短效避孕药

C. 使用长效避孕针　　D. 使用避孕套

E. 放置宫内节育器

28. 某女，30 岁。孕 2 产 1，月经过少 1 年，患滴虫性阴道炎，应选择的避孕措施是（　　）。

A. 放置宫内节育器　　B. 安全期避孕

C. 使用避孕套　　D. 使用外用杀精剂

E. 口服避孕药

29. 某女，30 岁，孕 5 产 3，月经 3～4/24～34 天，量中等，阴道前后壁膨出，宫口松，子宫后位正常大，附件正常，要求避孕，最好的方法是（　　）。

A. 免疫避孕　　B. 放置宫内节育器

C. 口服避孕药　　D. 避孕套避孕

E. 安全期避孕

30. 某女，25 岁，已婚未孕，因工作忙，暂时不准备生育，平时月经周期正常，经量多。最合适的避孕方法是（　　）。

A. 安全期避孕　　B. 避孕套避孕

C. 使用外用杀精剂　　D. 放置宫内节育器

E. 口服复方短效避孕药

31. 某女，33 岁，已婚，两年前生育一胎，产后放置金属环避孕，两月前因带器妊娠而行人工流产术。要求再次放环，下列宫内节育器不宜选择的是（　　）。

A. 惰性宫内节育器　　B. TCu-IUD

C. VCu-IUD　　D. 母体乐

E. 曼月乐

32. 某女，29 岁，哺乳期闭经，检查：宫颈着色，子宫如孕 3 个月大小，质软，双附件正常，作钳刮术，术中夹出黄色脂肪样组织，患者感到有剧烈牵拉性疼痛，伴恶心、呕吐，该患者最可能的诊断是（　　）。

A. 人流综合征　　B. 子宫穿孔

C. 吸宫不全　　D. 栓塞

E．漏吸

33．某患者，25 岁，人工流产术后，不规则流血 15 天，药物治疗无效，子宫稍大，软，宫口开大，应考虑（　　）。

A．漏吸　　B．吸宫不全

C．术后感染　　D．宫颈粘连

E．术后出血

34．某女，27 岁，初孕，妊娠 9 周，人流术中突然头晕，面色苍白，恶心，伴血压下降，脉搏细弱，该患者最可能的诊断为（　　）。

A．羊水栓塞　　B．空气栓塞

C．人流综合征　　D．吸宫不全

E．子宫穿孔

35．某女，25 岁，妊娠 7 周。早孕反应严重，恶心、呕吐，人流后一周，无阴道流血，无腹痛，但恶心，呕吐持续存在，查尿妊娠试验（＋），该患者最可能的诊断是（　　）。

A．漏吸　　B．吸宫不全

C．人流综合征　　D．子宫穿孔

E．羊水栓塞

36．某患者，28 岁，人流手术时突感头晕、胸闷，检查：P 54 次/分，BP 70/50 mmHg，此时应选择的药物是（　　）。

A．鲁米那　　B．杜冷丁

C．异丙嗪　　D．阿托品

E．维生素 K

A3/A4 型题

（1～3 题共用题干）

某患者，24 岁。人流术后一周，突然阴道流血增多，伴腹痛，无发热，查子宫稍大软，压痛（±），附件正常。

1．本例最可能的诊断是（　　）。

A．漏吸　　B．吸宫不全

C．感染　　D．子宫穿孔

E．羊水栓塞

2．为确诊，应行的检查是（　　）。

A．腹腔镜　　B．宫腔镜

C．B 超　　D．腹平片

E．子宫造影

3．若该患者诊断为吸宫不全，下一步处置应为（　　）。

A．刮宫术　　B．子宫切除
C．缩宫素肌注　　D．利凡诺注入羊膜腔
E．无须处理

（4～5 题共用题干）

某女，27 岁，早孕 7 周。行人工流产术中，患者突然恶心，出冷汗，查体：面色苍白，BP 70/50 mmHg，P 60 次/分。

4．该患者首先考虑为（　　）。

A．子宫穿孔　　B．羊水栓塞
C．吸宫不全　　D．人流综合征
E．漏吸

5．下一步处置为（　　）。

A．阿托品 0.5 mg 静脉注射　　B．异丙嗪 25 mg 静脉注射
C．氯丙嗪 25 mg 静脉注射　　D．杜冷丁 50 mg 静脉注射
E．杜、非半量肌注

（6～8 题共用题干）

某女，34 岁，孕 2 产 1，现孕 38 周重复剖宫产术。既往有风心病史，心功Ⅱ级。

6．应选择的节育措施是（　　）。

A．放置宫内节育器　　B．术时输卵管结扎术
C．口服避孕药　　D．避孕套避孕
E．安全期避孕

7．下列关于结扎时间的选择，正确的是（　　）。

A．剖宫产术时　　B．月经干净后 3～7 天
C．人流术后一周内　　D．月经前 3～7 天
E．剖宫产后一个月

8．下列结扎术中的注意事项，错误的是（　　）。

A．抽心包埋法，成功率高　　B．提出输卵管，追溯到伞端后再结扎
C．有生殖道感染者不宜手术　　D．术前排空膀胱
E．经阴道手术操作简单，不易感染

（9～10 题共用题干）

某女，28 岁，带环 3 年，来院常规检查，平时月经正常，末次月经 10 天前，阴道检查未见尾丝。

9．本例应考虑（　　）。

A．环脱落　　B．尾丝断裂

C．尾丝进入子宫内　　　　D．环异位

E．上述可能都存在

10．下列检查措施最简便可靠的是（　　）。

A．腹平片检查　　　　B．阴道镜检查

C．B超检查　　　　D．宫腔镜检查

E．探宫腔

B型题

（1～5题共用备选答案）

A．外用杀精剂　　　　B．避孕套

C．安全期避孕　　　　D．宫内节育器

E．口服避孕药

1．我国目前最常用的避孕措施是（　　）。

2．哺乳期首选避孕方法是（　　）。

3．避孕方法中失败率最高的是（　　）。

4．避孕方法中失败率最低的是（　　）。

5．避孕同时能防止性传播疾病的是（　　）。

（6～9题共用备选答案）

A．孕49天以前　　　　B．孕10周内

C．孕10～14周　　　　D．孕14～24周

E．孕14～28周

6．口服药物流产适用于（　　）。

7．吸宫术流产适用于（　　）。

8．利凡诺引产术适用于（　　）。

9．钳刮术流产适用于（　　）。

（10～13题共用备选答案）

A．人工流产综合征　　　　B．子宫穿孔

C．羊水栓塞　　　　D．吸宫后感染

E．宫颈粘连

10．吸宫后出现闭经伴周期性腹痛，应考虑（　　）。

11．吸宫后阴道流血、发热、白细胞升高，应考虑（　　）。

12．吸宫时突然烦躁不安、咳嗽、呕吐、胸闷、呼吸困难、紫绀、休克、脉搏快，应考虑（　　）。

13．妊娠50天，探针进入15 cm无阻力，患者有腹痛，应考虑（　　）。

案例分析题

某女，32 岁，已婚。因人工流产术后 3 天高热，下腹疼痛伴阴道出血 5 天入院。入院 8 天前因停经 50 天于外院行人工流产术（吸宫），术后 3 天开始高热达 39.2℃，伴寒战、高热，持续不退，WBC 20×10^9/L，继之阴道出血，暗红色，略少于月经量，未见组织物排出，伴腹痛。给青霉素加甲硝唑静点连续 5 天，病情未见明显缓解。下腹以右侧明显增加，阴道排出脓血性分泌物多量，经门诊 B 超检查回报宫腔有残留，子宫直肠凹见液性暗区约 10 cm×7 cm×6 cm，界限不清。

体格检查：T 38.5℃，P 84 次/分，BP 110/70 mmHg，神清，痛苦面容，贫血貌，营养较差。心肺未见异常。腹部较膨隆，下腹及右下腹明显压痛及反跳痛，肌紧张（+），移动性浊音（－），肝脾未及。妇科检查：外阴已婚经产式，阴道通畅，内见脓血性分泌物较多且黏稠，系宫口流出。宫口容一指，子宫前位，鸭卵大，活动，明显触痛，宫颈举痛明显，后穹窿可及压力较大的包块，位于子宫后，约手拳大，界不清，右附件区有压痛，左附件（－）。

思考：

1．本例的诊断是什么？请给出诊断依据。

2．确诊后应如何处理？

【参考答案】

A1/A2 型题

1．D　2．C　3．B　4．B　5．A　6．D　7．E　8．C
9．C　10．B　11．D　12．B　13．E　14．A　15．C　16．E
17．A　18．B　19．D　20．A　21．A　22．E　23．D　24．E
25．C　26．E　27．D　28．C　29．C　30．E　31．A　32．B
33．B　34．C　35．A　36．D

A3/A4 型题

1．B　2．C　3．A　4．D　5．A　6．B　7．A　8．E
9．E　10．C

B 型题

1. D　2. B　3. C　4. E　5. B　6. A　7. B　8. D
9. C　10. E　11. D　12. C　13. B

案例分析题

1. 诊断：① 人流术后胚胎残留；② 急性盆腔炎、盆腔脓肿。

诊断依据：该患者系生育年龄，早孕（停经 50 天）于外院行人工流产术，因宫腔手术无菌操作不严，致病原菌侵入导致感染。从临床表现及化验中可看出，患者有高热、寒战，持续不退，WBC 20×10^9/L，支持感染征象，且为化脓菌感染。根据阴道出血又转为脓血性分泌物，B 超示宫腔有残留物，子宫鸭卵大缩复不佳，虽无组织物排出但诊为宫腔胚胎残留伴化脓感染无疑。以后经一般性抗炎效果不佳，说明感染程度较重，B 超又显示子宫直肠凹液暗区可能有盆腔脓肿形成，且妇科检查体征明显，如宫颈举摆痛存在，包块约手拳大、界限不清，支持脓肿这诊断。为进一步证实，可经阴道后穹窿穿刺，抽出脓汁可确诊。

2. 处理原则：

（1）支持疗法，输液补充营养、维持水电解质酸碱平衡。

（2）先给抗生素抗感染，选头孢菌素类。

（3）阴道后穹窿穿刺抽出脓液做细菌培养、药敏试验，如脓液较多可立即后穹窿切开排脓引流。以后根据细菌种类及药敏试验选用抗生素。

（4）症状体征好转后严格无菌操作行清宫术。清出物送病理检查。

第二十七章 妇女保健

【基本要求】

1. 掌握：WHO 关于生殖健康的定义。
2. 熟悉：妇女保健的工作内容。
3. 了解：妇女保健的工作方法、统计指标。
4. 具备做好妇女各期保健的能力，指导妇女提高生活质量。
5. 关爱女性，能与妇女进行良好的沟通，开展不同阶段女性健康保健指导。

【重点】妇女保健的工作内容。

【难点】妇女各期保健。

【习 题】

A1/A2 型题

1. 妇女保健工作的目的是（　　）。
   A. 提高妇女自身素质　　B. 促进社会进步
   C. 促进妇女身心健康　　D. 控制性传播疾病的传播
   E. 降低孕产妇的死亡率
2. 下列不属于妇女保健工作的任务的是（　　）。
   A. 加强信息管理　　B. 做好妇女各期保健
   C. 做好家庭保健　　D. 定期普查妇女常见疾病和恶性肿瘤
   E. 做好妇女劳动保护
3. 下列不属于妇女保健的是（　　）。
   A. 青春期保健　　B. 婚前保健
   C. 围生育期保健　　D. 老年期保健
   E. 新生儿保健

4．妇女保健工作任务是做好妇女各期的保健，具体是指（　　）。
A．新生儿期、儿童期、青春期、性成熟期、绝经期
B．幼年期、青春期、育龄期、围绝经期、老年期
C．儿童期、青春期、生育期、围绝经期、老年期
D．青春期、围婚期、生育期、围产期、围绝经期、老年期
E．经期、孕期、产期、哺乳期、围绝经期

5．婚前医学检查的主要内容是（　　）。
A．对有关婚配问题提供医学意见
B．进行遗传病知识的教育
C．对严重遗传病、指定传染病等的检查
D．进行性卫生知识、生育知识的教育
E．对有关生育保健问题提出医学意见

6．下列关于孕期保健的叙述，错误的是（　　）。
A．妊娠期应避免性生活　　B．少去公共场所
C．按时做好产前检查　　D．散步是孕妇最好的运动方式
E．避免密切接触宠物

7．产时保健的五防不包括（　　）。
A．防感染　　B．防滞产
C．防产伤　　D．防早产
E．防出血

8．哺乳期保健的主要任务是（　　）。
A．保护产妇劳动权利　　B．保护、促进和支持母乳喂养
C．保证婴儿健康　　D．促进产妇顺利恢复
E．降低婴儿死亡率

9．围绝经期保健的内容不包括（　　）。
A．适当锻炼身体　　B．保持外阴清洁，进行肛提肌锻炼
C．普及防癌知识　　D．绝经后 12 个月内仍应采取避孕措施
E．进食低蛋白、高维生素饮食

10．老年妇女进行肛提肌锻炼的目的是（　　）。
A．缩紧阴道　　B．防止便秘
C．加强盆底组织的支持力　　D．预防生殖道感染
E．以上均恰当

11．下列不属于妇女保健统计指标的是（　　）。
A．妇女病普查率　　B．孕产期保健工作统计指标

C．孕产期保健质量指标　　D．计划生育统计指标

E．妇科工作质量统计指标

A3/A4 型题

（1～2 题共用题干）

某女，44 岁，10 年来很少参加单位组织的妇女体检，近 1 年经量增多，自己认为是绝经的前兆，未去医院诊治。

1．下列关于她的保健观点，错误的是（　　）。

A．异常阴道出血应及时就诊　　B．应定期做妇科检查

C．防治绝经期综合征　　D．重视蛋白质、维生素、微量元素的摄入

E．如无自觉症状，无须保健

2．在社区医生的建议下，该妇女 2 天前去市中心医院检查，诊断为多发性子宫肌瘤、右侧卵巢肿瘤，拟行子宫切除术＋右侧附件切除术，关于与妇科手术有关的问题，下列指导正确的是（　　）。

A．手术切除卵巢或子宫，对受术妇女的健康无影响

B．手术切除卵巢，不影响正常月经

C．手术切除子宫，会失去女性特征

D．手术切除卵巢或子宫，对有较长时间性生活的受术妇女的性欲无明显影响

E．子宫次全切除术会增加残端癌的发生率

B 型题

（1～2 题共用备选答案）

A．妇女病患病率　　B．孕产期保健质量指标

C．孕产期保健效果指标　　D．妇女病普查率

E．计划生育统计指标

1．妊娠期高血压疾病发病率属于（　　）。

2．人口出生率属于（　　）。

案例分析题

某患者，16 岁，学生，13 岁月经初潮，月经周期为 2～5 月，平时酷爱运动，喜欢吃冷饮，此次于停经 2 个月后，阴道出血 10 天未净，暗红色。家长特别担心，带其来医院就诊。肛查：子宫正常大小，略软，B 超子宫及双附件均无异常。

思考：

应如何对其进行健康教育？

【参考答案】

A1/A2 型题

1．C　2．C　3．E　4．D　5．C　6．A　7．D　8．B
9．E　10．C　11．E

A3/A4 型题

1．E　2．D

B 型题

1．B　2．E

案例分析题

1．合理安排生活和学习，劳逸结合，要注意均衡营养，以保证青春期的正常生长发育。

2．经期也可参加适当运动，但应避免剧烈活动；注意经期卫生，禁止游泳和盆浴，经期注意保暖，避免过冷饮食；注意稳定情绪。

3．引导少女了解两性差别及性的基本知识。

4．定期体格检查，及早发现并治疗少女常见病。

第二十八章　妇产科常用手术

【基本要求】

1. 掌握：会阴切开缝合术、胎头吸引术、剖宫产术的术前准备、术后处理措施。

2. 熟悉：会阴切开缝合术、胎头吸引术、产钳术、剖宫产术、诊断性刮宫术、经腹输卵管切除术、处女膜闭锁切开术、前庭大腺囊肿造口术、腹式子宫全切术的适应证；诊断性刮宫术、经腹输卵管切除术、处女膜闭锁切开术、前庭大腺囊肿造口术、腹式子宫全切术的术前准备、手术注意事项及术后处理。

3. 了解：各种手术的手术步骤。

4. 具备在合适时机选择合适手术方式的能力。

5. 关爱女性，能与手术患者进行良好的沟通，并给予术前、术后健康指导，帮助患者顺利度过围手术期。

重点：常用妇产科手术的适应证、术前准备、术后处理。

难点：术后处理措施。

【习　题】

A1/A2 型题

1. 会阴切开缝合术的适应证不包括（　　）。

A. 需要阴道助产　　B. 减轻产妇的疼痛

C. 需缩短第二产程　　D. 会阴裂伤不可避免者

E. 预防早产儿颅内出血

2. 会阴侧切术的角度一般为（　　）。

A. 30°　　B. 40°

C. 45°　　D. 50°

E. 60°

3. 会阴侧切术切口的长度一般为（ ）。

A. 2～3 cm　B. 3～4 cm

C. 4～5 cm　D. 5～6 cm

E. 6～7 cm

4. 会阴侧切术切开的时间一般为（ ）。

A. 宫口开全时

B. 胎儿着冠时

C. 估计会阴切开 20 分钟内胎儿即可娩出

D. 估计会阴切开 15 分钟内胎儿即可娩出

E. 估计会阴切开 5～10 分钟内胎儿即可娩出

5. 会阴缝合完毕后最重要的是（ ）。

A. 清点纱布　B. 常规肛查

C. 常规阴道检查　D. 保持清洁

E. 给予止痛剂

6. 会阴切开缝合术的产妇，术后拆线的时间一般为（ ）。

A. 2～3 天　B. 3～5 天

C. 5～7 天　D. 7～8 天

E. 9～10 天

7. 在胎头吸引器内造成负压，应抽出其内的空气为（ ）。

A. 50～100 mL　B. 100～150 mL

C. 150～180 mL　D. 200～220 mL

E. 250～300 mL

8. 用胎头吸引术助产时，牵引时间一般不超过（ ）。

A. 30 分钟　B. 20 分钟

C. 15 分钟　D. 10 分钟

E. 5 分钟

9. 胎头吸引助娩胎儿时，吸引器与胎头之间如滑脱可重放，不能超过（ ）。

A. 2 次　B. 3 次

C. 4 次　D. 5 次

E. 6 次

10. 胎头负压吸引术，解除负压的时间为（ ）。

A. 胎头双顶径娩出后　B. 胎头全部娩出后

C. 胎儿全部娩出后　D. 胎儿双肩娩出后

E．一侧胎肩娩出后

11．下列关于产钳放置和取出的说法，正确的是（　　）。

A．先放左叶，先取右叶　　B．先放左叶，先取左叶

C．先放右叶，先取左叶　　D．先放右叶，先取右叶

E．同时放置和取出

12．目前最常用的剖宫产术是（　　）。

A．子宫下段剖宫产术　　B．子宫体部剖宫产术

C．腹膜外剖宫产术　　D．子宫底部剖宫产术

E．古典式剖宫产术

13．剖宫产的适应证不包括（　　）。

A．胎儿窘迫　　B．宫缩乏力

C．头盆不称　　D．前置胎盘

E．初产妇，已达预产期，胎头尚未入盆

14．下列不适合做诊断性刮宫检查的疾病是（　　）。

A．盆腔炎　　B．子宫内膜结核

C．功能失调性子宫出血　　D．不孕症

E．子宫内膜癌

15．分段性诊刮的顺序是（　　）。

A．先刮宫颈外口，后刮宫颈内口　　B．先刮宫颈内口，后刮宫颈外口

C．先刮宫颈管，后刮宫腔　　D．先刮宫腔，后刮宫颈管

E．以上都可以

16．行输卵管卵巢切除术时，要切断（　　）。

A．阔韧带、圆韧带　　B．骨盆漏斗韧带、圆韧带

C．宫骶韧带、阔韧带　　D．骨盆漏斗韧带、宫骶韧带

E．卵巢固有韧带、骨盆漏斗韧带

17．行无孔处女膜切开术，其切口为（　　）。

A．“一”形　　B．“十”形

C．“X”形　　D．“工”形

E．“Y”形

18．行腹式全子宫切除术时，不需要切除（　　）。

A．主韧带　　B．骨盆漏斗韧带

C．圆韧带　　D．宫骶韧带

E．卵巢固有韧带

19．经腹全子宫切除术者的术前准备时，术前对阴道穹隆部应涂（　　）。

A．1：1 000苯扎溴铵液　　B．1：1 000洗必泰液

C．1：5 000高锰酸钾液　　D．1%甲紫

E．0.5%碘伏溶液

20．某女，48岁，因子宫肌瘤行全子宫切除术，术前1天的术前准备内容，不包括（　　）。

A．阴道冲洗　　B．皮肤准备

C．胃肠道准备　　D．肥皂水灌肠

E．睡前口服地西泮

21．某女，48岁，因子宫肌瘤行全子宫切除术，术前3天需做的术前准备是（　　）。

A．阴道冲洗　　B．皮肤准备

C．胃肠道准备　　D．安置导尿管

E．肥皂水灌肠

A3/A4型题

（1～2题共用备选答案）

某女，孕1产0，妊娠合并心脏病，心功Ⅱ级，宫口开全近2小时，枕先露S^{+4}，宫缩较前减弱，胎膜已破，胎心110次/分，一般情况较好。

1．此时应采取的最好的处理方式是（　　）。

A．剖宫产　　B．会阴侧切

C．待其自然分娩　　D．产钳助产

E．静滴缩宫素

2．如用产钳术助产，下列操作错误的是（　　）。

A．术前导尿　　B．先做阴道检查

C．胎头全部娩出后，取出产钳　　D．先放左叶产钳，再放右叶产钳

E．沿产轴方向牵拉

B型题

A．会阴切开术　　B．胎头吸引术

C．产钳术　　D．剖宫产

E．催产素引产术

1．头盆不称时应采取（　　）。

2．吸引器助产失败后宜采取（　　）。

3. 产妇会阴过紧宜采取（　）。

案例分析题

某初产妇，38 岁，孕 39 周，阴道流水 2 小时入院。宫底部触及球状物，脐左上方听到胎心音 140 次/分，骨盆测量骶耻外径 17.5 cm，偶尔腹坠，估计胎儿体重 3 800 g。入院 1 天后行 B 超检查提示不完全臀先露，羊水III度粪染，产妇出现规律腹坠，胎心音 106 次/分。

思考：

1. 本例最可能的诊断是什么？

2. 应如何处理？说明处理依据。

【参考答案】

A1/A2 型题

1. B　2. C　3. C　4. E　5. B　6. B　7. C　8. D
9. A　10. A　11. A　12. A　13. E　14. A　15. C　16. E
17. C　18. B　19. D　20. D　21. A

A3/A4 型题

1. D　2. C

B 型题

1. D　2. C　3. A

案例分析题

1. 诊断：孕 1 产 0，孕 39 周，不完全臀先露临产，胎膜早破，胎儿窘迫。

2. 立即行剖宫产术。理由：高龄初产，不完全臀先露，胎儿窘迫，胎儿体重超过 3 500 g。